Dr. Dr. Michael Despeghel

Schlank über Nacht

Originalausgabe
1. Auflage 2015
© 2015 CBX Verlag, ein Imprint der Singer GmbH
Frankfurter Ring 150
80807 München
info@cbx-verlag.de

Lektorat: Ulla Bucarey
Umschlaggestaltung: Nina Knollhuber
Umschlagabbildung: Depositphotos
Illustrationen: Salome / Fotolia.com; Julia Swiersy
Satz: Julia Swiersy
Druck und Bindung: CPI books GmbH, Leck
Printed in Germany
ISBN: 978-3-9816801-8-8

Wichtiger Hinweis:
Methoden, Anregungen und Hinweise in diesem Buch beruhen auf Erfahrung sowie sorgfältiger Recherche und Prüfung durch den Autor. Keinesfall ist das Buch jedoch Ersatz für ärztliche oder therapeutische Untersuchung und Beratung, daher liegt die Anwendung allein in der Verantwortung des Lesers. Weder Autor noch Verlag können für eventuelle Schäden oder Nachteile, die aus den im Buch gegebenen Hinweisen resultieren, Haftung übernehmen.

Inhalt

Vorwort

Gesünder essen und stressfreier leben – das wollen laut einer repräsentativen Forsa-Umfrage künftig 48 Prozent beziehungsweise 60 Prozent der Deutschen. Und 34 Prozent haben vor abzunehmen. Zwar sind demnach die meisten Menschen in Deutschland mit ihrem Gewicht zufrieden. Trotzdem ist nach Angaben des Bundesverbraucherministeriums jeder zweite zu dick und hat damit ein Problem: Denn gerade in einem bauchbetonten Übergewicht sehen Experten ein erhöhtes Risiko. Warum? Vermehrtes Bauchfett, das sich um die inneren Organe legt, verstärkt gefährliche Entzündungsprozesse im Körper. Und die sind häufig Vorboten von schweren Krankheiten.

Der Bedarf an Vorbeugung ist also groß. Doch allein mit guten Vorsätzen ist es nicht getan. Konkretes Handeln ist notwendig. Doch welcher ist der erfolgversprechendste Weg zu mehr Gesundheit, Fitness und Lebensqualität? Fakt ist: Die meisten Diäten wirken nicht. Anstatt auf eine dauerhafte Umstellung der Ernährung zu setzen, zielen sie auf kurzfristige Effekte. So schrumpfen die Fettpolster zwar zunächst, doch nach Abschluss der Kur schwellen sie erst richtig an. Der Jojo-Effekt lässt sich allerdings nur ausbremsen, wenn Essgewohnheiten langfristig geändert werden.

Der Schlüssel zu einem schlanken und gesunden Körper liegt deshalb zuerst in der richtigen Ernährungsweise, aber ebenso in optimaler Regeneration durch erholsamen Schlaf sowie ausreichender Bewegung. Nur dieser harmonisierte und auf Ganzheitlichkeit basierende Dreiklang bringt dauerhaft den gewünschten Erfolg. Unser Konzept baut auf diesen drei Säulen auf. Denn in zahlreichen Untersuchungen an der Sporthochschule Köln und anderen Universitäten konnte gezeigt werden, dass durch die schrittweise Umsetzung einfacher Ernährungs-, Schlaf- und Bewegungsziele über einen Zeitraum von sechs Wochen ein gesünderes Alltagsverhalten erlernt werden kann. Entscheidend dabei ist, dass jedes Ziel ohne Anstrengung erreichbar ist und so die ungeliebten und gefährlichen Fettpolster langsam schwinden, der Stress verringert wird und die individuelle Leistungsfähigkeit steigt.

Mit Hilfe von Kontrolltabellen und Tagebüchern schaffen Sie es problemlos, auch unter Alltagsbedingungen am Ball zu bleiben. So gewinnen Sie in nur sechs Wochen ein Mehr an Lebensqualität und wissen genau, was Sie brauchen, um dauerhaft schlank, fit und gesund zu bleiben.

Viel Erfolg wünscht Ihnen

Dr. Dr. Michael Despeghel

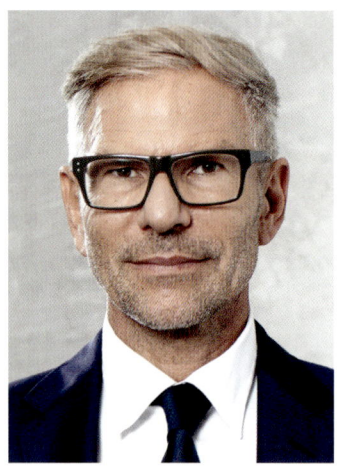

THEORIE

Rund um den Bauch

Wer gesund bleiben möchte, tut gut daran, eine schlanke Linie anzupeilen. Denn das Bauchfett beeinträchtigt die Stoffwechselprozesse im Körper erheblich.

I. Stoffwechselzentrale Bauch

Zahlreiche Studien belegen, dass ein wohlgenährter Bauch bei einem gesunden Menschen schwer behandelbare Krankheiten auslösen kann. Denn das Fett im Bauch als eigenständiger Hormonproduzent gilt als ein erheblicher Risikoparameter. Hier werden Boten- und Entzündungsstoffe produziert, die Gefäße und Gelenke schädigen und den Stoffwechsel entgleisen lassen.

Doch nicht Übergewicht allein ist ein treibender Faktor für die Entstehung von Herz-Kreislauf-Erkrankungen oder des gefürchteten Typ-2-Diabetes. Entscheidend ist vor allem die Fettverteilung im Körper. Denn sitzt das Fett am Bauch und lagert sich um die inneren Organe an, ist das Risiko hoch, an unterschwelligen Entzündungen zu erkranken, die Gefäßschäden begünstigen und den Stoffwechsel beeinträchtigen.

Dabei lässt sich ein erhöhtes Gesundheitsrisiko ganz einfach abklären: Die Messung des Taillenumfangs gilt als zuverlässiges Kriterium. Sie ist bei der Gesundheitsvorsorge wichtiger als die Bestimmung des BMI (Body Mass Index). Lesen Sie dazu ab Seite 89.

Ist der Bauchumfang zu groß, kann mit Veränderungen im Lebensstil verschiedenen Krankheiten entgegengesteuert werden. In einer finnischen Diabetes-Präventions-Studie absolvierten Patienten, die bereits Symptome einer Diabetes-Vorstufe zeigten, ein Programm aus gesunder Ernährung und mehr Bewegung, um das Körpergewicht um fünf Prozent zu reduzieren. Sie verringerten ihr Gewicht im ersten Jahr um etwa vier Kilogramm und zeigten dabei bereits eine erheblich verbesserte Stoffwechsellage. Ihr Diabetesrisiko hatte sich damit nachhaltig verringert.

Fazit: Wichtig bei der Reduktion des Bauchfetts ist die Nachhaltigkeit. Fünf Kilo in zwei Wochen bringen nichts, wenn sie in den nächsten zwei Monaten wieder angefuttert und um zwei bis drei zusätzliche Kilos aufgestockt werden. Um die ungesunden Fettpolster am Bauch einzuschmelzen, hilft nur eines: eine langfristige Umstellung auf gesunde Ernährungsgewohnheiten, die sich ohne Mühe und Frust einhalten lassen!

1. Wie der Bauch aufgebaut ist

Anatomisch bezeichnet der Begriff Bauch (lat.: Abdomen) den gesamten vorderen Teil des Rumpfs zwischen Brustkorb und Becken. Nach hinten wird der Bauch von der Rückenmuskulatur und der Wirbelsäule begrenzt, seitlich und vorne von der Bauchdecke. Umgangssprachlich und mehr oder weniger liebevoll nennen die meisten von uns auch die vorgelagerten Fettpolster um die Nabelgegend so.

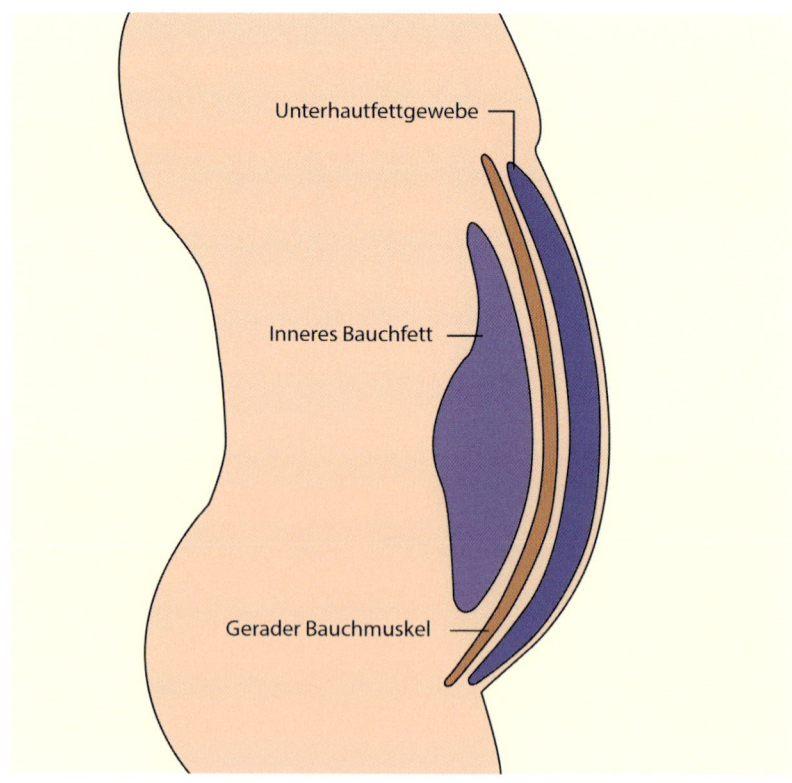

Unterhautfettgewebe

Inneres Bauchfett

Gerader Bauchmuskel

Man unterscheidet verschiedene Bauchregionen: Oberhalb des Bauchnabels, eingefasst von den Rippen, befindet sich der Oberbauch. Der Mittelbauch umfasst die Region ohne Knochen. Der Unterbauch oder Unterleib wird vom Becken eingefasst. Unterteilt man in Längsrichtung entlang der äußeren Seite der geraden Bauchmuskeln, gliedert sich der Bauch in der Mitte von oben nach unten in die Magen-, die Nabel- und die Schamregion und außen von oben nach unten in die Rippen-, die Außen- sowie die Leistenregion.

Die Bauchmuskulatur

Auf der Vorderseite des Bauchs tritt der gerade Bauchmuskel (M. rectus abdominalis) hervor. Je nach Trainingszustand kann man ihn mehr oder weniger deutlich sehen. Die beiden Längsmuskelstränge verlaufen vom Brustbein bis zum Schambein und sind bis auf Nabelhöhe unterteilt durch drei quer verlaufende Sehnenplatten (intersectiones tendinae). Darunter etwa in der Mitte befindet sich der Bauchnabel. Bei schwach ausgebildeten Bauchmuskeln ist das Muskelrelief oft von einer Fettschicht überlagert.

Die Funktion der Bauchmuskulatur

Zusammen mit der Gesäßmuskulatur bilden die Bauchmuskeln ein Stützkorsett, das Becken und Wirbelsäule aufrecht hält und diese vor Fehlbelastung und Druck schützt. Die Bauchmuskulatur arbeitet dabei eng mit den Hüftbeugemuskeln zusammen, die bei allen Geh-, Hüpf- und Laufbewegungen zum Einsatz kommen und unseren Rumpf beim Sitzen, Stehen und Gehen stabilisieren.

Diese wichtige Stützfunktion kann die Muskulatur nur leisten, solange sie gut ausgebildet ist. Muskeln, die nicht trainiert werden, erschlaffen. Lagern sich darüber zusätzlich Fettpolster an, führt dies zu Fehlhaltungen und einer Überbelastung des Rückens: Das Becken neigt sich nach vorn und es entsteht ein Hohlkreuz. Dabei verkürzt sich die Rückenstreckmuskulatur und der Bauch steht spitz oder kugelig noch weiter vor. Gleichzeitig verkürzen sich auch die Hüftstrecker, was dazu führt, dass die Bandscheiben überproportional belastet sind. Wiederkehrende Schmerzen im Lendenwirbelbereich und im schlimmsten Fall ein Bandscheibenvorfall sind nicht selten die Folge. Aus diesem Grund wird in allen Rückenschulen die gerade und schräge Bauchmuskulatur trainiert.

Warum Bauchmuskeln schlank machen

Eine gut trainierte Bauchmuskulatur wirkt sich nicht nur positiv auf die Stabilisierung unserer Wirbelsäule aus – und verhindert so Rückenschmerzen. Sie ist zudem ein hervorragender Helfer, wenn es darum geht, die ungeliebten Fettpolster am Bauch einzuschmelzen. Denn die Muskelzellen in den großen Bauchmuskelsträngen erhöhen unseren Energie- und Kalorienverbrauch erheblich – auch dann, wenn wir sitzen oder schlafen. Bei einer schlaffen, untrainierten Muskulatur sinkt dagegen der tägliche Energieverbrauch (Grundumsatz) und überschüssige Kalorien verwandeln sich ganz leicht in Bauchfett. Die gute Nachricht: Schon zwei Trainingseinheiten pro Woche lassen die Muskelzellen im Bauch wachsen.

Die Bauchhöhle

Die Bauchhöhle wird von oben durch die Zwerchfellkuppel und von unten durch das Becken begrenzt. Vorne an der Wirbelsäule verlaufen die vegetativen Nervenfasern für alle Organe. Links vor der Wirbelsäule befindet sich die Hauptschlagader (Aorta). Von ihr zweigen alle anderen Arterien ab. Rechts von der Wirbelsäule liegt die untere Hohlvene, die Hauptvene.

In der Bauchhöhle befindet sich der Haupttrakt des Verdauungssystems: im rechten, mittleren Oberbauch die Leber, versteckt darunter die Gallenblase. Links neben der Leber liegen der Magen und weiter links die Milz. Leber und Magen werden teilweise vom Brustkorb überdeckt. Der Magen setzt sich fort in den Dünndarm, an dessen Beginn sich die Bauchspeicheldrüse (Pankreas) befindet. Der Dünndarm bildet meterlange Darmschlingen, die in den Zwölffingerdarm (Duodenum), Leerdarm (Jejunum) und den Krummdarm unterteilt sind und einen Großteil des Mittel- und Unterbauchs ausfüllen. Im rechten Unterbauch mündet der Krummdarm in den Dickdarm. Dieser beginnt unten am Blinddarm mit dem Wurmfortsatz (Appendix), setzt sich oben bis zur Leber fort und läuft dann an der linken Bauchseite vorbei am Magen und an den Dünndarmschlingen zum Anus. Auf der Höhe des Mittelbauchs und hinter allen anderen Organen und den großen Gefäßen liegen rechts und links neben der Wirbelsäule, in ein Fettpolster eingebettet, im so genannten Retroperitonealraum die Nieren und Nebennieren.

Wo das Bauchfett liegt

Bauchfett lagert sich im Ober- und Unterbauch direkt unter der Haut an. Dieses Unterhaut- oder subkutane Bauchfett kann man mit den Fingern greifen, wenn man den Bauch einzieht. Es ist nicht gesundheitsschädlich und allenfalls ein kosmetisches Problem. Liegt der Bauchumfang in Grenzen und sind die Triglycerid-Werte im Blut niedrig, ist eine Gewichtsreduktion aus gesundheitlichen Gründen nicht unbedingt nötig. Ganz anders beim sogenannten abdominellen oder viszeralen Bauchfett. Es liegt unter den Bauchmuskeln auf den Darmschlingen und lagert sich hier an den Bauchorganen an, die einen Großteil der gesamten Stoffwechselarbeit leisten.

Das innere Bauchfett ist dabei keineswegs eine überflüssige Erfindung der Natur, sondern dient aus biologischer Sicht als Energiespeicher – allerdings mit schier unbegrenztem Fassungsvermögen. Das viszerale (deutsch: die Eingeweide betreffende) Fettgewebe kann daher jede Menge überschüssiger Kalorien aufnehmen und baut diese hier in große Fettzellen, so genannte Adipozyten, um. Diese sind im Vergleich zu den Fettzellen im Unterhautfett metabolisch, also hinsichtlich ihrer Stoffwechselaktivität wesentlich aktiver. Das viszerale Bauchfett lässt sich im Gegensatz zum Unterhautbauchfett, das sich auch durch kosmetische Operationen (Liposuktionen) entfernen lässt, nur durch eine Gewichtsabnahme zum Schmelzen bringen.

Birne oder Apfel?

An welchen Stellen unser Körper besonders gern Fett speichert und dementsprechend zulegt, ist individuell verschieden und hängt zu einem erheblichen Teil von der genetischen Veranlagung ab. Grundsätzlich gibt es den Birnen- und den Apfeltyp bzw. den gynoiden oder den androiden Typ. Zu ersterem gehören die meisten Frauen, die sich über kräftige Oberschenkel und einen dickeren Po ärgern, dabei aber eine schmale Taille haben. Sie dürfen sich über die gute Nachricht freuen, dass selbst bei stärkeren Fettansammlungen an Beinen und Po das Risiko, an Gefäßerkrankungen oder Stoffwechselstörungen zu erkranken, gering ist. Der androide Typ hingegen kann durchaus schlanke Beine und einen schmalen Po haben. Dafür ragt der Bauch über den Gürtel. Von dieser Fettverteilung sind in der Regel Männer betroffen. Doch auch Frauen können bei einer entsprechender Veranlagung und einem ungünstigen Lebensstil zur gesundheitlich riskanten Apfelform neigen.

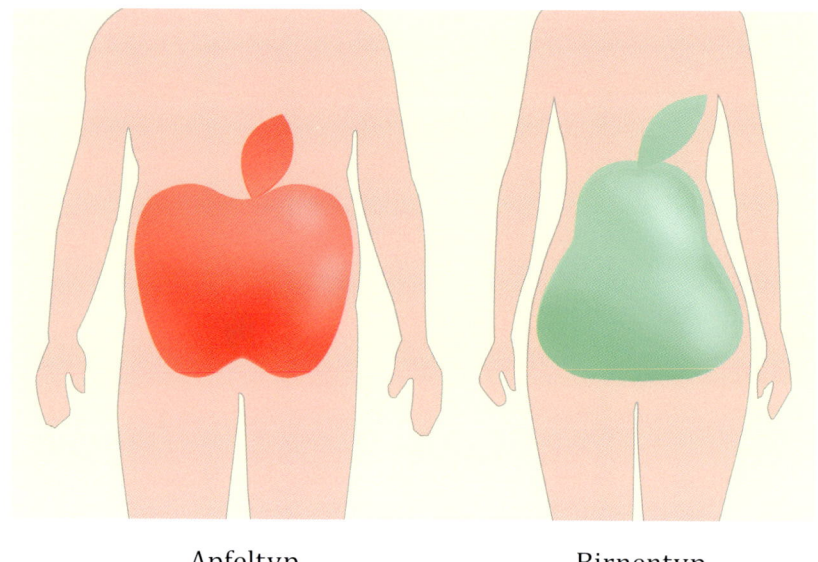

<table>
<tr><td>Apfeltyp</td><td>Birnentyp</td></tr>
</table>

2. Der Hormonstoffwechsel im Bauch

Mit dem Begriff Stoffwechsel (Metabolismus) bezeichnet die Medizin ganz allgemein die Aufnahme, den Transport und die chemische Umwandlung von Stoffen im Körper, also beispielsweise von Atemluft, Wasser oder Nahrung. All diese Vorgänge dienen im besten Fall und solange der Stoffwechsel gut funktioniert der Energiegewinnung und Aufrechterhaltung aller Körperfunktionen. Was viele nicht wissen: Die meisten Stoffwechselvorgänge finden in unserem Bauch statt. Aufgrund dieser erhöhten Stoffwechselaktivität sind die Fettzellen im Bauch (Adipozyten) besonders gefährlich für das Herz-Kreislauf-System und das Immunsystem.

Der Bauch, ein hormonell hochaktives Organ

Die Aufgabe des Fettgewebes im Bauch ist die Steuerung der Homöostase, das heißt der Koordination des Fett- und Zuckerstoffwechsels, sowie von Reaktionen des Immunsystems. Die Medizin betrachtet das innere Bauchfett deshalb als größtes endokrines Organ im Körper. Das endokrine System umfasst die Gesamtheit aller hormonbildenden Drüsen und Organe. Damit die Botenstoffe ihre Wirkung positiv entfalten können, muss immer eine genau angepasste Menge davon im Blut vorhanden sein. Die erforderlichen Konzentrationen sind meist sehr gering und schon minimale Abweichungen können auf lange Sicht weitreichende Folgen auf Gesundheit und Wohlbefinden haben.

Zu den endokrinen Drüsen gehören die Schild- und Nebenschilddrüse sowie die Hoden und die Eierstöcke. Sie geben ihre Hormone direkt in den Blutkreislauf ab (endokrin). Beim Fettgewebe im Bauch funktioniert das anders: Hier wirkt die Mehrzahl der Zellverbände, die Hormone produzieren, direkt auf die Nachbarzellen (parakrin).

Insulin – der Schlüssel im Blutzuckerstoffwechsel

Nur mit Hilfe des in der Bauchspeicheldrüse hergestellten Botenstoffs (Hormon) Insulin erhalten bestimmte Nährstoffe Einlass in die Körperzellen und können dort in Energie umgewandelt werden. Auf diese Weise kommen alle Aufbauprozesse im Körper in Gang. So steigt nach jeder Mahlzeit der Blutzuckerspiegel an, weil Zuckermoleküle aus dem Darm in die Blutbahn gelangen. Das Insulin bewirkt, dass die Körperzellen den Zucker aus dem Blut aufnehmen. Es steigert den Zuckeraufbau in der Leber, verhindert die Freisetzung von Zucker im Körper und senkt so den Blutzuckerspiegel wieder ab.

Sein Gegenspieler, das Hormon Glukagon, verursacht den gegenteiligen Effekt: Es stimuliert die Leberzelle dazu, gespeicherte Glykogen-(Zucker)-Vorräte freizusetzen und erhöht so zu niedrige Blutzuckerspiegel. Ideale Zustände herrschen im Körper, wenn der Blutzuckerspiegel durch beide Hormone so konstant gehalten wird, dass wir ständig ausreichend mit Energie versorgt sind.

Durch ungünstige Ernährungsgewohnheiten und wenig Bewegung im Alltag entsteht ein ständiges Zuviel an Energie, was auf Dauer die Wirkung des Insulins herabsetzt. Denn das Bauchfett gibt unter anderem große Mengen an schädlichen Fettsäuren (Triglyceride) ins Blut ab. Diese gelangen in die Muskeln und in die Leber und werden dort gespeichert. Das schränkt die Fähigkeit von Muskulatur und Leber ein Blutzucker aufzunehmen. Der bleibt stattdessen in der Blutbahn, was der Körper als Insulinmangel verstehen muss und in der Folge noch mehr Insulin aus den Betazellen der Bauchspeicheldrüse nachlegt. Es kommt zur sogenannten Hyperinsulinämie – einer ständig erhöhten Insulinausschüttung. Mit der Zeit stumpfen die Körperzellen gegenüber dem ständigen Überschuss an Insulin regelrecht ab. Die Betazellen erschöpfen sich und die Bauchspeicheldrüse ist irgendwann nicht mehr in der Lage, Insulin zu produzieren. Eine Diabetes-Erkrankung manifestiert sich.

Wie Bauchfett den Hormonstoffwechsel stört

Wer zu viel Bauchfett mit sich herumträgt, muss früher oder später damit rechnen, dass der Hormonstoffwechsel in seinem Bauch durcheinander gerät. Dies beeinträchtigt die Funktion der körpereigenen Abwehr sowie das Herz-Kreislauf-System.

Ein Wohlstandsbauch lässt allerdings nicht nur den Insulinstoffwechsel aus dem Lot geraten. Das Fettgewebe im Bauch stellt darüber hinaus eine Vielzahl an Hormonen her, die den Stoffwechsel, die Gefäße und das Immunsystem des Körpers empfindlich stören können. Deshalb wird es auch als metabolisch aktiv bezeichnet. Zu den hier produzierten Hormonen gehören eine ganze Reihe von sogenannten proinflammatorischen, also Entzündungen fördernden und diese unterhaltenden Botenstoffen.

Zunahme an LDL-Partikeln im Blut

Die Fettzellen im Bauch geben vermehrt atherogene Fettsäuren ins Blut ab und erhöhen die Konzentration gefäßschädigender kleiner dichter LDL-Partikel. Mit Hilfe der Low-Density-Lipoproteine (LDL) werden etwa 70 Prozent des Gesamtcholesterins im Blut transportiert. Die LDL-Partikel treiben das Plaquewachstum in den Arterien voran und fördern so die Entstehung von Arteriosklerose. Das LDL stellt damit einen wichtigen, wenn nicht den wichtigsten Wert zur Erkennung eines erhöhten Koronarrisikos dar.

Steigender HbA1c-Wert

Mit dem Bauchfett steigt der HbA1c-Wert. Er ist ein wichtiger Indikator für das metabolische Syndrom bzw. eine Diabetes-Erkrankung. Denn anhand des HbA1c-Werts kann ein Arzt den durchschnittlichen Blutzuckerspiegel der letzten drei Monate vor Abgabe der Blutprobe ablesen. Er gilt deshalb als „Blutzuckergedächtnis".

Stoffwechselhelfer außer Kontrolle: Adiponectin

Das im Bauchfett hergestellte Adiponectin ist im Normalfall ein ausgezeichneter Stoffwechselhelfer. Es hält nicht nur den Blutzucker- und Fettstoffwechsel unter Kontrolle, sondern steuert auch den Appetit und das Sättigungsgefühl. Bei ausgewogenem Adiponectinspiegel haben Heißhungerattacken keine Chance. Nicht zuletzt bremst Adiponectin auch Entzündungsherde in den Blutgefäßen aus. Je mehr Fett sich allerdings in der Leber und in der Muskulatur anlagert, desto stärker ist die Insulinresistenz und desto weniger Adiponectin stellen die Bauch-fettzellen in der Folge her. Sinken die Adiponectinreserven, verflüchtigt sich die Schutzwirkung des Hormons sogar ganz und Zucker- sowie Fettstoffwechsel laufen aus dem Ruder, Entzündungsherde machen sich breit. Der Appetit gerät außer Kontrolle.

Den Adiponectinspiegel kontrollieren lassen

Bei übermäßigem Bauchfett und ständigem Heißhunger lohnt es sich, den Adiponectinspiegel im Blut überprüfen zu lassen. Er sollte möglichst über 12 µg/ml liegen, um das Risiko für entzündlichen Gefäßverschleiß, Herzinfarkt, Schlaganfall und Diabetes mellitus klein zu halten. Niedrige Adiponectin-spiegel im Blut signalisieren auch bei Kindern und Jugendlichen, dass der Stoffwechsel gestört ist. Die Messung von Adiponectin ist allerdings keine Kassenleistung. Erkundigen Sie sich bei einem Facharzt (Endokrinologe) danach. Ist der Adiponectinspiegel zu niedrig, hilft nur eine umgehende Gewichtsreduktion, um ihn wieder ins Gleichgewicht zu bringen.

Anstieg von Angiotensinogen und Fibrinogen

Das Bauchfett produziert auch den Botenstoff Angiotensinogen. Ist zu viel davon vorhanden, schnellt der Blutdruck nach oben. Zugleich wird die Blutgerinnung durch andere im Bauchfett und in der Leber herge-stellte Signalstoffe wie Fibrinogen gestört. Die Folgen: Bluteindickung und vermehrte Klebrigkeit der Blutzellen. Die Fähigkeit des Körpers sinkt, Blutgerinnsel wieder aufzulösen. Ein Prozess, der übrigens auch durch die Überproduktion eines weiteren Risikofaktors verursacht wird: dem sogenannten Plasminogen-Aktivator-Inhibitor-1 (PAI-1). Menschen mit zu viel Bauchfett leiden daher wesentlich häufiger an gefährlichen Verstopfungen der Blutgefäße, die sich auch noch schlechter auflösen. Kommt es zum Aufplatzen dieser instabilen entzündlichen Gefäßablage-rungen (Plaques), kann dies ganz plötzlich zum Herzinfarkt oder Schlag-anfall führen. Aber auch das Risiko, an Thrombosen oder Embolien zu erkranken, steigt, was nicht zuletzt ein erhöhtes Risiko bei Operationen und Narkosen darstellt.

Anstieg von Leptin

Das Hormon Leptin wird ebenfalls in den Fettzellen gebildet. Es informiert das Zentralnervensystem darüber, wann wir satt sind. Obwohl bei Übergewichtigen die Leptinkonzentration im Blut besonders hoch ist, nehmen Hypothalamus und limbisches System (unser Unterbewusstsein) dieses Sättigungssignal mit der Zeit nicht mehr wahr. Das heißt, die Betroffenen essen immer mehr und werden dennoch nie richtig satt. Sie nehmen weiter zu und der Leptinspiegel steigt weiter an – ein Teufelskreis beginnt.

Serotoninmangel

Ein Zuviel an Bauchfettgewebe sorgt aber nicht nur für eine teilweise überschießende Hormonproduktion. An anderer Stelle bremst es wertvolle Stoffwechselhelfer aus. Massiv beeinträchtigt wird dabei die Aktivierung des „Gute-Laune-Hormons" Serotonin im Gehirn. Und das macht sich in Stimmungsschwankungen, Depressionen, Erschöpfung, Müdigkeit und Schlafstörungen bemerkbar.

Auch Stresshormone werden nicht mehr abgebaut und bilden zellschädigende freie Radikale, die das Immunsystem schwächen. Außerdem steigert der Serotoninmangel auch noch den Appetit und provoziert Heißhungerattacken.

In vielen Fällen hilft bereits ein moderates Ausdauertraining in Form regelmäßiger Spaziergänge, um den Serotoninspiegel anzuheben. Denn der wichtige Stoffwechselhelfer wird unter Lichteinfluss gebildet.

Mangel an Sexual- und Wachstumshormonen

Parallel zur Vermehrung des Bauchfetts sinkt der Bestand des Hormons Testosteron. Und das wirkt sich nicht nur auf die Sexualität aus, sondern begünstigt auch einen Insulinüberschuss (Hyperinsulinämie), eine langsamere Kalorienverbrennung und so wiederum eine verstärkte Speicherung von Bauchfett.

Übermäßiges Bauchfett bewirkt aber auch, dass weniger Wachstumshormon und kleinere Mengen des insulinähnlichen Wachstumsfaktors (IGF-1) gebildet werden. Diese und andere Hormonveränderungen wie beispielsweise ein Mangel an weiblichen Geschlechtshormonen (Östradiol, Progesteron) verstärken die lästige Fettansammlung in der Bauchregion zusätzlich.

Ein ausgeprägter Hormonmangel oder ein gestörtes Hormongleichgewicht stellen im Körper also die Stellschrauben auf Bauchfettspeicherung. Oft hilft nur ein entsprechender Hormonausgleich, das überschüssige Bauchfett wieder los zu werden.

Dick, dicker, am dicksten

Soviel zum unsichtbaren, aber gefährlichen Innenleben des Bauchfetts. Das Hauptproblem ist offensichtlich: Zu viel Bauchfett sorgt aufgrund des gestörten Hormongleichgewichts dafür, dass sich noch mehr Bauchfett bildet. Das heißt: Ist ein Bauch erst einmal vorhanden, wird er dicker und dicker. Gegensteuern lässt sich diesem Teufelskreis nur mit einer Maßnahme: Abspecken und den Bauchumfang auf ein gesundes Maß herunterschrumpfen. Wenn es gelingt, das Bauchfett langsam, aber sicher zu reduzieren, können sich die hormonellen und entzündungsspezifischen Blutwerte wieder normalisieren. Und Sie bleiben auf Dauer schlank.

II. Warum wir dick werden

Ein Überangebot an kalorienreicher Ernährung, ungünstige Essgewohnheiten und ein bewegungsarmer Alltag gelten als die Hauptursachen dafür, dass die Deutschen immer dicker werden. Doch auch psychosoziale Faktoren, wie Stress und emotionale Dauerbelastung in Job oder Familie, stehen als Dickmacher und Mitverursacher für das metabolische Syndrom im Fokus von Medizinern.

Richtig zu essen und zu trinken und dabei ein vernünftiges Gewicht zu halten, war bis vor sechzig Jahren noch kein Problem. Heute stellt eine gesunde Ernährung, die nicht dick macht und mit der man sich wohl fühlt, eine echte Herausforderung dar, die die meisten Menschen überfordert. Fakt ist, dass die Menschen nicht nur mehr als früher essen. Sie nehmen gleichzeitig mehr Fett, aber weniger Vitamine und Mineralstoffe zu sich als gut für sie ist. Die große Fresswelle, die im Gefolge der mageren Nachkriegsjahre auftrat, hält bis heute an.

Dabei hat sich an unserer genetischen Ausstattung, also daran, wie unser Stoffwechsel funktioniert und was er wirklich braucht, um gut zu funktionieren, in den letzten beiden Menschheitsgenerationen nichts geändert. Um gesund zu bleiben, ist eine Ernährung aus lebensnotwendigen

Substanzen wie Vitaminen, Mineralien und Spurenelementen sowie Eiweiß, Kohlenhydraten und „guten" Fetten notwendig. Diese Nahrungsbestandteile ermöglichen einen normalen Stoffwechsel. Stimmt die Balance zwischen diesen Substanzen nicht – wie es bei minderwertigen, dafür aber oft günstigen Lebensmitteln und einer unausgewogenen Ernährung der Fall ist -, kann auch der vitalste Stoffwechsel nicht mehr reibungslos arbeiten.

1. Warum richtig essen so schwer ist

Heute nimmt der durchschnittliche Deutsche täglich mehrere 100 Kilokalorien zu viel zu sich. Das sorgt für eine anhaltend positive Energiebilanz, die sich früher oder später am Bauch bemerkbar macht. Das geschieht bei vielen oft, ohne dass sie es wahrnehmen: Viele Fette und „leere" Kohlenhydrate sind in Lebensmitteln versteckt. Zum Beispiel in Fleisch- und Wurstwaren, in Milch- und Weißmehlprodukten, in Süßigkeiten, Limonaden und Alkohol. Aus diesem Grund hat sich in den letzten Jahrzehnten die Zusammensetzung der Speisen, die Tag für Tag auf den

Teller kommen, radikal verändert: Der Anteil an Fett – insbesondere an ungesunden gesättigten Fettsäuren – stieg, während im gleichen Zeitraum der Anteil an komplexen Kohlenhydraten (etwa aus Vollkorn) sank.

Nach Daten des britischen National-Food-Survey-Registers lag der Anteil an „guten" Kohlenhydraten in der Nahrung im Jahr 1950 noch über 50 Prozent. 1990 waren es gerade noch 45 Prozent. In der gleichen Zeit stieg der Fettanteil von durchschnittlich 35 auf über 40 Prozent.

Der Diätunsinn

Bei den meisten Diäten handelt es sich um verschiedene Formen von Fehlernährung: entweder durch eine einseitige Nährstoffrelation (z.B. fettbetonte Diäten mit Verbot von Kohlenhydraten), durch eine einseitige Lebensmittelauswahl (z. B. Reis-, Eier- oder Ananas-Diät) oder durch bestimmte Wirkprinzipien (z.B. Trennung von Kohlenhydraten und Proteinen). Solche Reduktionsdiäten haben sich für eine langfristige Gewichtsstabilisierung allerdings oft als wenig wirkungsvoll erwiesen. Manche sind sogar gesundheitlich riskant.

Zwar ist der Gewichtsverlust umso beeindruckender, je krasser die Fehlernährung. Nur schwinden dabei wertvolle Ressourcen, wie etwa körpereigenes Eiweiß und nicht etwa Fett. Und damit sinkt der Grundumsatz, also die Fettverbrennung im Ruhezustand. Oder es handelt sich bei der Gewichtsabnahme um Wasserverluste, die ebenfalls nicht das Ziel einer Schlankheitstherapie sein können. Einen Langzeiterfolg verspricht allein ein gesünderes Essverhalten in Kombination mit etwas Bewegung und optimaler Regeneration. Je langsamer Sie abnehmen und je länger Sie den gesünderen Ernährungs- und Lebensstil beibehalten, desto bessere Chancen haben Sie, Ihr Gewicht auch zu halten.

Quantität vor Qualität
Nicht zuletzt haben sich die Portionsgrößen in Restaurants, Kantinen und im Lebensmittelhandel vergrößert. Das führt tatsächlich dazu, dass wir mehr essen als früher. Eine US-Studie zeigte, dass Teilnehmer mit großen Essportionen auch mehr aßen als die, denen nur kleine Portionen vorgesetzt wurden.

Hinzu kommt die allgegenwärtige Verführung durch immer neue Kreationen aus der Lebensmittelindustrie. Sie sorgen dafür, dass sich mit dem Konsum von Lebensmitteln richtig viel Geld verdienen lässt. Gab es in den fünfziger Jahren in Deutschland noch etwa 1.400 verschiedene Lebensmittel zu kaufen, sind es heute über 9.000. Essen dient nämlich längst nicht nur mehr dazu satt zu werden. Es ist vielmehr ein echter Lifestyle-Faktor. Verpackung, Werbebotschaft und der Preis müssen stimmen, um den Konsumenten zum Kauf und zum Verzehr zu bewegen. Welche Substanzen sich hinter der hübschen Verpackung verbergen, ist zweitrangig.

So herrscht in Supermärkten und Discountern ein Überangebot an billigen Nahrungsmitteln. Die meisten davon sind industriell bearbeitet und mit Konservierungsstoffen und Chemikalien versetzt, um sie lange haltbar zu machen. Schließlich müssen sie meist über weite Strecken transportiert werden. Zum gleichen Zweck wird Obst und Gemüse massenweise unreif geerntet. In riesigen Lagerhallen reift es dann vor Ort nach. Dass dabei das Gros an wertvollen Inhaltsstoffen, wie Vitamine und Mineralien, auf der Strecke bleibt, scheint unwichtig.

TIPP

Zeit- oder Geldmangel ist kein Grund, sich ungesund zu ernähren. Wer ein enges Zeitbudget hat, kann auf Fertiglebensmittel zurückgreifen. Diese sind nicht grundsätzlich schlecht. Wenn Sie beim Einkauf darauf achten, dass in den Mahlzeiten die wichtigsten Nahrungsbestandteile regelmäßig vorkommen, ist viel erreicht.

Von geheimen Dickmachern und schlechten Gewohnheiten

- Der Geschmacksverstärker Glutamat im Essen verhindert das Sättigungsgefühl.
- Farb- und Geruchsstoffe in manchen Fertiggerichten lassen das Essen appetitlicher erscheinen und machen Appetit auf mehr.
- Die meisten Fastfoodmahlzeiten sind zu üppig portioniert, haben einen zu hohen Fett-, Salz- und Zuckergehalt und werden zu schnell verzehrt, so dass sie nicht ausreichend sättigen.
- Essen als Übersprungs- oder als Ersatzhandlung: Bei Frust, Langeweile und bei Stress dient Essen als sogenannte Übersprungshandlung, also eine nicht situationsgerechte Handlung. Manchmal dient Essen auch als Ersatz für emotionale und persönliche Zuwendung.
- Nebenbei Essen macht auch dick. Dazu gehört Essen vor dem Fernseher oder im Kino, Lesen beim Essen, Frühstücken im Auto auf dem Weg zur Arbeit, Essen auf dem Parkplatz neben dem Drive-in-Schalter bei Fastfood-Ketten.

Dickmacher Alkohol

Bier, Wein und Longdrinks sind neben raffiniertem Zucker, weißem Mehl und Fett die Dickmacher schlechthin. Mit sieben Kilokalorien pro Gramm erreicht Alkohol fast den Energiegehalt von Fett (1 g Fett = 9,3 kcal). Bei Erwachsenen in Deutschland macht der Alkoholkonsum laut Stiftung Warentest zwischen drei bis sechs Prozent der täglichen Kalorienaufnahme aus. Damit tragen die Genussmittel ganz erheblich zur Entstehung einer positiven Energiebilanz bei. Wer also zwei Flaschen Bier oder eine halbe Flasche Wein am Tag trinkt, hat kaum eine Chance, erfolgreich abzunehmen. Außerdem fallen weitere Schranken viel schneller. Der Griff nach dem zweiten Glas fällt leichter und das Verlangen nach Chips, Erdnüssen oder Schokolade wächst. Im schlimmsten Fall nehmen Sie so an einem Abend locker 500 bis 1.000 zusätzliche Kalorien zu sich. Und nicht zuletzt stimuliert Alkohol die Produktion von Insulin und unterdrückt den Fettabbau.

Alkoholkonsum und Fettaufnahme sind quasi dasselbe: 15 Gramm Alkohol wirken wie 10 Gramm Fett. Außerdem steigert regelmäßiger

Alkoholkonsum den Triglyzeridspiegel im Blut und erhöht damit das Risiko, an Fettstoffwechselstörungen zu erkranken.

2. Null Bewegung, null Fatburning

Verdienten sich vor hundert Jahren die meisten Menschen ihr tägliches Brot noch mit körperlich anspruchsvollen Tätigkeiten, übernehmen heute Maschinen den aktiven Part in der Produktherstellung. Der moderne Mensch hingegen ist im beruflichen Alltag meist zur körperlichen Untätigkeit verdammt. Dabei sind wir von unserer Physiologie und Biologie her immer noch Steinzeitmenschen. Das heißt, unser Stoffwechsel und unser Immunsystem laufen nur rund, wenn wir uns jeden Tag Bewegung verschaffen. Wer seinen Tag hauptsächlich im Sitzen oder Stehen verbringt, legt sich lahm: Die Muskulatur lässt nach, der Stoffwechsel wird träge, die Zellen werden weniger mit Sauerstoff versorgt. Abbaustoffe verweilen länger im Körper und der Organismus speichert jede Kalorie, die er nicht verbrennt, in Form von Fett. Ein dicker Bauch ist die Folge.

3. Wie der Vater, so der Sohn?

Ob wir schnell Fett ansetzen oder nicht und ob das Fett eher an den Oberschenkeln oder am Bauch landet, haben wir auch unseren Genen zu verdanken: Körperbau, Fettverteilung und Stoffwechselaktivität werden vererbt. So haben übergewichtige Eltern oft auch dicke Kinder, schlanke Väter und Mütter dagegen in aller Regel auch schlanke Sprösslinge. Trotzdem ist ein Bauch keineswegs ein Schicksal. Ob Sie leichter zunehmen als andere, mag genetisch bedingt sein. Doch was und wie Sie essen, entscheiden Sie ganz alleine. Fakt ist: 50 Prozent des Übergewichts sind ernährungsbedingt. Ein Drittel geht zu Lasten von zu wenig Bewegung und nur der kleine Rest ist erblich bedingt.

Übergewicht kommt also immer aufgrund verschiedener Faktoren zustande. Wer eine genetische Veranlagung zum Bauch in sich trägt und durch sein Essverhalten zu einem Zuviel an Kalorien beiträgt, wird eher dick als Menschen ohne Vorbelastung.

Dicke Kinder

Weitaus mehr als die Gene scheint das elterliche Vorbild in Sachen Lebensstil auf die Kinder abzufärben. Besonders bei kleineren Kindern sind die Eltern entscheidend am Aussehen und am Körpergewicht ihrer Sprösslinge beteiligt. Später kommen dann – nach Angaben der

Weltgesundheitsorganisation WHO – auch noch Schule und Werbung als prägende Faktoren hinzu. Diese sogenannten soziopsychologischen Faktoren spielen beim Lebens- und Ernährungsstil eine entscheidende Rolle. Nur damit lässt sich erklären, warum in den letzten Jahren die Zahl der übergewichtigen Kinder so stark gestiegen ist.

Dicke Freunde machen auch dick

Wer dicke Freunde oder einen dicken Partner hat, nimmt selbst leichter zu, so das Ergebnis einer Studie an der Harvard Medical School. Die Wahrscheinlichkeit Gewicht zuzulegen steigt um 57 Prozent (!), sobald eine enge Bezugsperson einen Bauch vor sich her trägt. Bei dicken Geschwistern liegt das Risiko bei 40 Prozent, bei Ehepaaren um 37 Prozent. Interessant: Freunde nehmen nicht nur bei gemeinsamen Chipsorgien zu, sondern schlicht dadurch, dass sie ihre Vorstellungen von einer guten Figur den nahestehenden Menschen anpassen.

4. Noch mehr Bauch durch Stress

Stress entsteht durch verschiedene sogenannte psychosoziale Faktoren: ein anstrengender Beruf, permanente Sorgen, Unsicherheit, aber auch fehlende Möglichkeiten, in der Familie oder am Arbeitsplatz selbstbestimmt zu handeln. So zeigte eine aktuelle Studie der London Medical School, dass eine ständige emotionale Belastung häufig dazu führen kann, dass die Menschen um die Körpermitte herum zulegen. Ein Team um Studienleiter Eric J. Brunner beobachtete dazu über 10.000 Männer und Frauen im Alter zwischen 35 und 55. Das Ergebnis: Wer gestresst ist, hat eine um 60 Prozent höhere Wahrscheinlichkeit, Fett am Bauch anzusetzen.

Der Grund: Wer permanent unter Druck steht, hat entweder kaum Zeit für vernünftiges Essen oder entwickelt verheerende Essgewohnheiten. Denn unter Stress wächst der Appetit auf Süßes und Fettes, das kurzfristig zufriedenstellt, weil der Zuckergehalt im Körper erst einmal schnell steigt. Da er aber ebenso rasant wieder fällt, machen solche Nahrungsmittel auf Dauer eher hungrig als satt. Zudem sorgen körpereigene

Stresshormone wie Kortisol dafür, dass die Körperwahrnehmung beim Essen gestört ist. Es stellt sich kein natürliches Sättigungsgefühl und keine Entspannung ein, was wiederum zum Überessen führt.

Hinzu kommt, dass das Nahrungsfett bei Stress im Körper auch anders verwertet wird und gerade die Fettdepots im Bauch hartnäckig verteidigt werden. US-Forscher der University of Georgetown in Washington D.C. identifizierten in diesem Zusammenhang einen Botenstoff im Gehirn, der bei Stress vermehrt freigesetzt wird: der Neurotransmitter Y2R.

TIPP

Eine der schlimmsten Ernährungssünden ist das Schnellessen unter Zeitnot. So wird die Körperwahrnehmung lahm gelegt. Planen Sie deshalb für jede Mahlzeit genügend Zeit ein, so dass das Essen nicht nur der Nahrungsaufnahme sondern auch Ihrer Entspannung dient.

Diabetes-Risiko durch Burnout

Nicht nur Übergewicht und Rauchen bereiten den Weg für Diabetes. Offenbar zählt auch ein Burnout (zu Deutsch eine berufsbezogene oder auch familiäre chronische Erschöpfung) zu den Risikofaktoren. Wissenschaftler der Universität von Tel Aviv veröffentlichten 2006 eine Untersuchung, die zeigte, dass das Risiko für Diabetes bei Personen mit Burnout beinahe doppelt so hoch ist wie bei Menschen mit einem guten Stressmanagement. Damit liegt erhöhter Stress in einer vergleichbaren Größenordnung zu anderen Risikofaktoren wie Übergewicht, Rauchen und zu wenig Bewegung, so der Leiter der Studie Samuel Melamed.

5. Natürliche Faktoren für eine Gewichtszunahme

Zwischen dem 25. und 65. Lebensjahr legt jeder zweite Deutsche mindestens 15 Kilogramm an Gewicht zu. Allein das Bauchfett nimmt in dieser Zeitspanne um etwa 20 bis 35 Prozent zu – sowohl bei Frauen als auch bei Männern. Ein Grund dafür sind die altersbedingten Veränderungen im Energiestoffwechsel und im Hormonhaushalt. Bei Frauen etwa sinkt mit Beginn der Wechseljahre der Östradiol-, Progesteron- und Testosteronspiegel – alles Hormone, die auch Einfluss auf die Aktivität des Stoffwechsels haben. So kommt es bei einer zu kalorienreichen Ernährung und zu wenig Bewegung zu verstärktem Bauchfett. Da dort neben den Eierstöcken noch am meisten Östrogen produziert wird, versucht der weibliche Körper den klimakteriumbedingten Östrogenmangel durch ein Mehr an Bauchfett zu kompensieren.

Auch bei Männern sinkt mit steigendem Lebensalter die verfügbare Testosteronreserve. Das Bauchfett wird dann weniger leicht abgebaut, und es fällt schwerer, sich neue Muskeln anzutrainieren. Die Folgen: der Grundumsatz sinkt, das Gewicht steigt.

Hormonelle Ursachen für Bauchfett

Ein ausgeprägter Hormonmangel oder ein gestörtes Hormongleichgewicht können im Körper die Stellschrauben auf Bauchfettspeicherung stellen, auch wenn Sie sich ansonsten vernünftig ernähren. Ohne einen entsprechenden Hormonausgleich bleiben dann viele Bemühungen, das überschüssige Bauchfett wieder los zu werden, erfolglos. Klären können Sie einen solchen Befund durch einen Besuch beim Endokrinologen, der Ihnen, falls medizinisch notwendig, mit einer Hormonersatztherapie weiterhelfen kann.

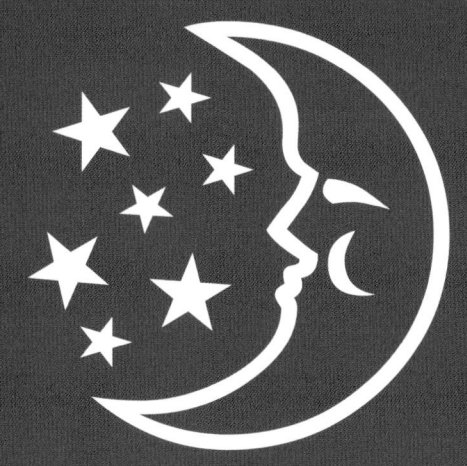

Wie Schlafen beim Abnehmen hilft

Wie Schlafen beim Abnehmen hilft

In der Bevölkerung der „westlichen Welt" stieg in den vergangenen 30 Jahren der Anteil an übergewichtigen Menschen von 15 auf 30 Prozent. Im gleichen Zeitraum sank die Dauer des Nachtschlafs von achteinhalb auf sieben Stunden. Gibt es einen Zusammenhang? Wissenschaftler sagen ja. Sie haben herausgefunden, dass Schlafmangel nicht nur die Leistungsfähigkeit im Alltag beeinträchtigt, sondern auch Auswirkungen auf die Figur hat. Das heißt: Zu wenig Schlaf kann das Risiko für Übergewicht erhöhen. Wer abnehmen möchte, sollte deshalb auch darauf achten, ausreichend und gut zu schlafen.

Tipps und Methoden, wie Sie einen gesunden und erholsamen Schlaf finden und damit das Abnehmen unterstützen können, lesen Sie ab Seite 93.

Warum sind Menschen, die wenig schlafen, häufiger übergewichtig? Die Forscher erklären dies unter anderem damit, dass bei nicht ausreichender Regeneration der Hormonhaushalt durcheinander gerät. Schlafexperte Professor Dr. Jürgen Zulley erklärt: „Hormone steuern in unserem Körper, ob wir uns satt oder hungrig fühlen. Eine entscheidende Rolle spielen dabei die beiden Hormone Ghrelin und Leptin. Ghrelin wird im Magen produziert und sendet das Signal ‚hungrig' ans Gehirn. Leptin kommt aus den Fettzellen und vermittelt die Botschaft ‚satt'."

Studien zeigen nun, dass Schlafmangel das Zusammenspiel dieser beiden Hormone aus dem Gleichgewicht bringt. Das heißt: Ist der Schlaf zu kurz, nimmt das Sättigungshormon ab, das Hungerhormon hingegen zu. Wir haben dann mehr Hunger und noch dazu Appetit auf ungesunde und kalorienreiche Nahrungsmittel.

Um die Hormonkonzentrationen nach vier und nach zehn Stunden Schlaf zu messen, nahmen junge Männer an einer Untersuchung der Universität Chicago teil. Ergebnis: Nach nur vier Stunden Schlaf war deutlich mehr des appetitanregenden Hormons Ghrelin im Blut der Teilnehmer und weniger des sättigungssteigernden Hormons Leptin als bei den „Langschläfern". Hungergefühl und Appetit waren nach der kürzeren Nacht entsprechend groß.

TIPP

Appetit und Heißhunger machen Abnehmwilligen einen dicken Strich durch die Rechnung. Mehr oder besser schlafen könnte für sie eine Lösung sein.

I. Unser Körper im Schlaf

Während wir uns nachts durch das Schlafen ausruhen, um neue Energie für den nächsten Tag zu gewinnen, arbeitet unser Körper auf Hochtouren. Zellen werden gereinigt, repariert und neu gebildet. Zudem werden Giftstoffe ausgefiltert und abtransportiert, der Lymphfluss wird gefördert und somit auch das Gewebe gestrafft. „Schlaf ist anscheinend der wichtigste Indikator für die Lebenserwartung eines Menschen", so William Dement, Begründer des ersten Schlaflabors an der Universität Stanford, USA. Nicht nur, dass pro Nacht bis zu 350 Milliarden Körperzellen erneuert werden und die Produktion von Wachstumshormonen ihren Höhepunkt erreicht. Vielmehr erleichtert Schlaf es dem Körper auch, im Zuge des nächtlichen Stoffwechsels freie Radikale umzusetzen. Freie Radikale sind Moleküle, die im Verdacht stehen, die Zellalterung zu beeinflussen und sogar Krebs zu verursachen.

Schlechtes Ergebnis

Im Rahmen der oben genannten Studie der Universität Chicago zeigte sich, dass die Körperzellen der jungen Männer mit nur vier Stunden Schlaf in sechs aufeinander folgenden Nächten nur noch die Leistung von 60-Jährigen erbrachten. Und der Insulinspiegel der Teilnehmer war mit dem von Diabetikern vergleichbar.

Um diese Schwerstarbeit in der Nacht leisten zu können, braucht der Körper natürlich jede Menge Energie. Und die holt er sich aus vorhandenen Fettenzellen – wie wünschenswert! Aber nicht nur eine ausreichende Energiezufuhr ist entscheidend für diese Prozesse. Wichtig ist vor allem auch, dass unser Körper genügend Zeit und Gelegenheit bekommt, sich diesen Aufgaben „in aller Ruhe" zu widmen. Und das bedeutet: mindestens sechs Stunden Schlaf – idealerweise acht Stunden.

Trotzdem ist für viele Menschen schlafen Zeitverschwendung. Sie schlafen erst dann, wenn sie so müde sind, dass sie nicht mehr anders können. Lieber sind sie entweder beruflich oder privat rund um die Uhr in Aktion, um „mehr zu schaffen".

„Wenn die Leute wüssten, was sich in einem übermüdeten Körper abspielt, würden sie Schlaf nicht so schnell als Zeitverschwendung oder als etwas für Faulpelze abtun", kommentiert Deborah Suchecki. Sie forscht am Zentrum für Schlafstudien in São Paulo, Brasilien, zum Thema Schlafen und Gesundheit.

II. Warum der Mensch Zeit zum Schlafen braucht

Schlaf benötigt jeder Mensch, um funktionieren zu können. Schlaf ist ein sogenanntes Vitalbedürfnis und keineswegs nur das Gegenstück zum Wachsein. Ausreichender und erholsamer Schlaf ist für unsere Gesundheit mindestens ebenso wichtig wie regelmäßige Bewegung und eine ausgewogene Ernährung. Tatsächlich hängt unser Wohlbefinden über den Tag vor allem auch von der Qualität unseres Nachtschlafs ab.

Mit der Erforschung, warum wir schlafen und wie der Schlaf strukturiert ist, beschäftigen sich Neurobiologen, Psychologen und Ärzte. Zu den genauen Gründen für die Notwendigkeit des Schlafs gibt es verschiedene wissenschaftliche Theorien.

Die regenerative Hypothese

Die „regenerative Hypothese" besagt, dass Schlaf eine unabdingbare Voraussetzung für die Erholung und Regeneration der Organe ist, auch wenn im Schlaf viele Körperfunktionen nicht ausgeschaltet sind, sondern auf einem niedrigeren Level laufen. Es bedarf allerdings einer gewissen Stärke äußerer Reize, um diese wahrzunehmen.

Diese These bestätigt einer der führenden Schlafforscher Amerikas, Jerome Siegel, Professor für Psychiatrie an der Universität Los Angeles. Er ist der Überzeugung, dass der Schlaf in erster Linie eine „Reparaturfunktion" für den Körper hat. Dabei liegen ihm erstaunliche Ergebnisse über das menschliche Schlafverhalten vor. Bei der Beobachtung von Tieren in freier Wildbahn stellte er fest, dass Tiere je nach Größe unterschiedlich viel Schlaf benötigten: Mit zunehmender Körpergröße nimmt die Schlafdauer ab. So braucht der Elefant beispielsweise kaum Schlaf. Das kleine Opossum hingegen schafft es, nach ganzen 18 Stunden Schlaf gerade mal wenige Nachtstunden aktiv zu sein. Das liegt daran, dass der Stoffwechsel beim kleineren Organismus intensiver arbeitet und mehr Giftstoffe verarbeiten muss. Daraus folgerten Siegel und sein Team die sogenannte Reparaturthese: Wir brauchen den Schlaf also vor allem, weil Körperzellen wieder instandgesetzt werden müssen. Wer zu wenig schläft, so die logische Schlussfolgerung, der unterbricht diese lebensnotwendige Regenerationsphase und nimmt schwerwiegende Nachteile für sich in Kauf.

Die psychische Hypothese

Die „psychische Hypothese" sieht die Aufgabe des Schlafs in der Reorganisation des Gehirns. Im Schlaf kann sich unsere Kommandozentrale im Kopf von überflüssigen Informationen befreien, kann Erfahrungen aus Wachphasen ins Erinnerungsvermögen einspeisen sowie positive und negative Gefühle im Traum verarbeiten. Menschen, die auf Dauer am Tiefschlaf gehindert werden, erkranken oft psychisch. Im Extremfall, so die Annahme von Psychologen, verfällt ein Mensch bei dauerhaftem Schlafentzug dem Wahnsinn und schädigt seine geistige Gesundheit. Die einzige psychische Krankheit, bei der Schlafentzug in Maßen und mit Erfolg therapeutisch eingesetzt wird, sind Depressionen.

Die Kalibrations-Hypothese

Die „Kalibrations-Hypothese" besagt, dass Schlaf dazu dient, die einzelnen Körpersysteme und -funktionen wieder untereinander ins Lot zu bringen. Während der Wachphasen werden die Organe und Körperfunktionen unterschiedlich beansprucht, so dass der Organismus Unregelmäßigkeiten unterworfen wird. Im Schlaf können alle Systeme wieder rekalibriert und dann entsprechend ihrem genetisch bedingten inneren Programm ablaufen. So beginnt ein ausgeschlafener Mensch den Tag

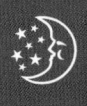

quasi bei null und wird jede Nacht in diesen Zustand zurückversetzt. Bei Schlafmangel können diese Programme nicht ablaufen, was den ganzen Organismus aus der Bahn werfen kann.

Die adaptive Hypothese

Die „adaptive Hypothese" geht davon aus, dass Schlaf rein der Aufrecht-erhaltung des ökologischen Gleichgewichts auf der Erde dient. Denn Lebewesen, die schlafen, fressen nicht und benötigen kaum Energie. Dieses Phänomen lässt sich bei Mäusen genauso beobachten wie bei den größeren Raubkatzen. Letztere sind mit bis zu 18 Stunden pro Tag als besondere Langschläfer bekannt, um eine sogenannte „Überweidung" ihres Jagdgebiets zu vermeiden. Ihre Beutetiere bekommen durch die langen Ruhephasen ihrer Räuber einen zeitlichen Vorsprung, um sich wieder zu vermehren. Damit steht diese These allerdings im krassen Widerspruch zur sogenannten regenerativen Hypothese.

Wie auch immer: Erholsamer und ausreichender Schlaf ist definitiv unverzichtbar für unser Wohlbefinden und ebenso für die lebenserhal-tenden Prozesse, die nachts in unserem Körper stattfinden. Zusammen-gefasst bietet ein gesunder Schlaf folgende Vorteile.

1. Schlafvorteil: Sie bleiben schlank

Ist unser Stoffwechsel richtig getaktet, bleiben wir schlank. Wer auf Dauer zu wenig schläft, riskiert eine Gewichtszunahme oder Überge-wicht. Neben der Ausschüttung von Hormonen, die für die Entwicklung unseres Appetits zuständig sind, wird durch andere Botenstoffe der Kohlenhydrat-Stoffwechsel beeinflusst. Forscher der kanadischen Uni-versität Laval in Québec fanden heraus, dass Schulkinder, die weniger als zehn Stunden schlafen, eher zunehmen als Kinder, die ausreichend lang schlafen. Ursache für das Phänomen sind Störungen im Hormonhaushalt der Kinder. Denn sowohl das Hormon Leptin, das das Hungergefühl dämpft, als auch das Hormon Ghrelin, das für größeren Appetit sorgt, reagieren auf den Schlafmangel. Weder das Freizeitverhalten der Kinder noch ihr sozialer Hintergrund spielten im Vergleich zur Schlafenszeit bei der Gewichtszunahme eine große Rolle.

Übergewicht und Schlafdefizit

Um auch den Zusammenhang zwischen der Entstehung von Über-gewicht bei Erwachsenen und ihrem Schlafverhalten eindeutiger zu klären, wertete ein Forscherteam um Dr. Sanjay R. Patel aus Cleveland, USA, Daten einer amerikanischen Gesundheitsstudie aus. Erkenntnis: Innerhalb von knapp 30 Jahren hat sich der Anteil übergewichtiger Menschen in den westlichen Ländern von 15 auf über 30 Prozent mehr als verdoppelt. Gleichzeitig machen immer mehr Menschen die Nacht zum Tage: Schliefen die US-Bürger 1960 durchschnittlich noch 8,5 Stunden pro Nacht, standen sie im Jahr 2000 nach weniger als sieben Stunden wieder auf. Für Deutschland wird eine ähnlich schlaffeindliche Entwicklung angenommen.

Länger schlafen, das Gewicht halten

Dass tatsächlich Schlafmangel die Ursache für Übergewicht sein soll, erscheint auf den ersten Blick nicht ganz nachvollziehbar. Warum sollten Menschen, die wenig schlafen und so doch mehr Kalorien verbrauchen, nicht dünner sein als die trägen Viel- und Langschläfer? Dr. Sanjay R. Patel erklärt das Paradoxon damit, dass Schlafmangel den sogenannten zirkadianen (Ruhe-Aktivitäts-)Rhythmus aus dem Takt bringt. Dieser gibt streng die Zeiten für Nahrungsaufnahme, Energieverbrauch, Stoffwechsel und Hormonhaushalt vor. Des Rätsels Lösung liegt nach Ansicht des Wissenschaftlers also wahrscheinlich darin, dass nicht nur die Balance der appetitsenkenden beziehungsweise -anregenden Hormone Leptin und Ghrelin durcheinander gerät. Ein Schlafdefizit senkt darüber hinaus den Grundumsatz, also unseren Energie- oder Kalorienverbrauch. Doch auch wenn die Wechselbeziehungen noch nicht genau feststehen – sicher ist, wer länger schläft, kann sein gesundes Körpergewicht halten.

2. Schlafvorteil: Sie leben gesünder

Auch die Wissenschaftler des Zentrums für Chronobiologie an der Ludwig-Maximilians-Universität (LMU) München widmeten sich in einer Studie den Auswirkungen, die das Schlafverhalten auf das Gewicht eines Menschen und die Entstehung von Krankheiten haben kann. Sie kamen zu dem Ergebnis, dass Erwachsene, die zu wenig schlafen oder nicht zu den für sie vorgegebenen, chronobiologisch sinnvollen Zeiten, den Schlafmangel anderweitig ausgleichen: Sie greifen stattdessen zu sogenannten Genussgiften. Neben Alkohol und Kaffee dienen dabei vor allem Zigaretten als Wachmacher. Das Fatale: Solche Stimulanzien verstärken den Effekt des Mangelschlafs, indem sie die Qualität der verbleibenden Nachtruhe deutlich herabsetzen.

Wie Chronobiologen unseren Schlaf enträtseln

Wissenschaftlich befasst man sich mit dem Schlaf seit der Erfindung des EEG (Elektro-Enzephalogramm) durch den deutschen Neurologen Hans Berger. Mit Hilfe eines Elektro-Enzephalographen konnten erstmals die Hirnströme beim wachen und beim schlafenden Menschen untersucht werden. Denn während des gesunden Schlafs beginnen die Nervenzellverbände im Gehirn synchron zu arbeiten. Durch das Ableiten elektrischer Hirnströme können diese verschiedenen Rhythmen gemessen und sichtbar gemacht werden.

Ein großer Fortschritt in Sachen Schlafforschung ist der Chronobiologie zu verdanken. So gelang dem deutschen Biochemiker Achim Kramer im Jahr 2001 an der Harvard Medical School in Boston ein Erkenntnissprung in Sachen Schlafforschung. Er identifizierte den Botenstoff TGF-alpha und seinen Rezeptor und entdeckte damit eine der Schnittstellen zwischen der inneren Uhr des Menschen und seinem Ruhe-Aktivitäts-Rhythmus.

Die deutschen Wissenschaftler bestätigten die Ergebnisse Dr. Patels: Bei Nichteinhaltung des individuellen Schlafrhythmus steigt die Wahrscheinlichkeit, stark zuzunehmen oder sogar an der Stoffwechselkrankheit Diabetes zu erkranken. Der Leiter der Münchner Forschergruppe Professor Till Roenneberg befürwortet in diesem Zusammenhang deshalb flexiblere Schul- und Arbeitszeiten. So solle die Schule später beginnen, damit den Kindern keine Nachteile durch einen für ihre Entwicklung ungünstigen Schlafrhythmus entständen.

3. Schlafvorteil: Sie sind sicherer

Gehirn und Psyche erholen sich im Schlaf. Ein schlechter Nachtschlaf macht deshalb schlapp und man ist für alles zu müde, sogar für Dinge, die man sonst gut und gerne erledigt. Zudem sind wir nach einer schlechten Nacht reizbar, ungeduldig, unkonzentriert und launisch. Auf Dauer können Schlafstörungen sogar depressiv machen. Wer gut und tief schläft, tut also nicht nur viel für seine gute Laune, sondern beugt auch „Blackouts" oder dem gefährlichen Sekundenschlaf vor. So passieren weniger Fehler. Das ist besonders wichtig für Menschen in Berufen mit hoher

Verantwortung für andere, wie Sozialarbeiter, Pflegepersonal oder Ärzte. Es passieren aber auch weniger Unfälle – wichtig für Menschen, die an Maschinen arbeiten, viel im Auto sitzen, Schiffe oder Flugzeuge steuern.

Wer aus beruflichen Gründen unter wiederkehrenden Schlafdefiziten leidet, sollte unbedingt dafür sorgen, dass er sich regelmäßig einen ausgiebigen Erholungsschlaf gönnt. Ausschlafen am Wochenende oder im Urlaub hilft dabei, vegetative und psychische Symptome, die infolge des Schlafmangels auftreten, auszugleichen. Wer auf diese Weise ausreichend körperliche und geistige Regeneration bekommt, muss sich um seine Gesundheit keine Sorgen machen.

4. Schlafvorteil: Herz und Kreislauf bleiben fit

Natürlich sind die Befunde aus Laborexperimenten zum Schlafentzug, die alle in einem abgegrenzten zeitlichen Rahmen stattfinden, nur bedingt übertragbar auf die Frage, inwieweit ein chronischer Schlafmangel schädigende Folgen zeitigt. Dieser Punkt ist noch nicht ausreichend erforscht. Sicher weiß man, dass gelegentlich schlaflos verbrachte Nächte folgenlos bleiben. Im Experiment zeigte sich, dass schlechter Schlaf und Schlafstörungen zu Bluthochdruck, einem ständig erhöhten Cortisolspiegel und Herzrhythmusstörungen führen. Dagegen wirkt ein gesunder, regelmäßiger Schlafrhythmus präventiv und gesundheitsfördernd.

Stresshormone unter Kontrolle

Es ist anzunehmen, dass chronischer Schlafentzug negativ auf die Funktion des Immunsystems wirkt und dieses auf Dauer entgleisen lässt. Ein guter, tiefer Schlaf hingegen sorgt dafür, dass unser Stresshormonspiegel im gesunden Bereich bleibt und auf diese Weise das empfindliche Herz- und Kreislaufsystem geschützt ist. So werden infolge eines gesunden schlaffördernden Lebensrhythmuses zu Beginn der Tiefschlafphase Wachstumshormone ausgeschüttet. Diese Hormone sind wichtig für alle körperlichen Regenerations- und Aufbauprozesse, weshalb sie in der Fachsprache auch Anti-Aging-Hormone genannt werden. Nach der Hälfte der Schlafenszeit, also etwa gegen drei Uhr morgens, wird dieser Zyklus abgelöst und Cortisol in den Körper abgegeben.

Die Funktion des Cortisols

Das Hormon der Nebennierenrinde wird bei körperlichen und seelischen Stresssituationen vermehrt ausgeschüttet und bewirkt eine rasche

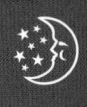

Bereitstellung von Energie durch Zuckerproduktion und Fettabbau. Cortisol ist lebenswichtig, kann aber bei Überdosierung Nervenschäden sowie Störungen von Stimmung und Gedächtnis hervorrufen. Cortisol bereitet uns in der zweiten Nachthälfte darauf vor, morgens richtig wach zu sein, gut aus den Federn zu kommen und tagsüber auch wach und fit zu bleiben. Nach einer gut durchschlafenen Nacht liegt daher morgens die höchste Konzentration an Cortisol im Blut vor. Nur in Stresssituationen wird noch mehr von diesem Stresshormon ausgeschüttet. Abends wiederum senkt sich dann der Cortisolspiegel ab.

Schläft ein Mensch hingegen zu wenig oder schafft es nicht, abends gut zur Ruhe zu kommen, bleibt der Cortisolspiegel ständig zu hoch – der Körper befindet sich im Dauerstress. Die Folgen: Auf lange Sicht steigt der Blutzuckerspiegel an, man nimmt zu und altert darüber hinaus schneller.

5. Schlafvorteil: Sie werden nicht so leicht krank

Wer regelmäßig und gut schläft, fördert die Immunfunktionen seines Körpers. Vor allem die Aktivität der natürlichen Killerzellen, also der „Abwehrtruppen der ersten Ordnung" wird angeregt. Für ein gut arbeitendes Immunsystem spielen bestimmte Hormone eine wichtige Rolle, die ebenfalls in engem Zusammenhang mit unserer inneren Uhr stehen. Neben dem Wachstumshormon (Anti-Aging-Hormon) werden im Schlaf sogenannte Interleukine ausgeschüttet. Sie sind für die Immunreaktion im Körper von großer Bedeutung. Wahrscheinlich verdanken wir ihnen auch das Einschlafen. Interleukine erhöhen die Körpertemperatur, lassen uns rascher in den Tiefschlaf fallen und geben dem Immunsystem die entsprechenden Befehle, Entzündungsherde im Körper zu bekämpfen. Je weniger Schlaf man sich gönnt, desto ungünstiger wirkt sich das auf das Immunsystem aus. Wer zu wenig schläft, wird erheblich öfter krank und riskiert den Ausbruch einer Autoimmunerkrankung. Vor allem der Stoffwechsel mit dem Verdauungssystem sowie Herz und Kreislauf sind dann besonders anfällig.

6. Schlafvorteil: Sie werden immer schlauer

Der Neuroendokrinologe Professor Jan Born von der Medizinischen Universität Lübeck ist davon überzeugt, dass der Körper den Schlaf aus anderen Gründen als nur zur Regeneration benötigt. Born gelang der eindrucksvolle Beleg, dass sich das Gedächtnis des Menschen im Schlaf festigt. Tatsächlich findet unser Geist über Nacht im Tiefschlaf eine neue Ordnung und Probleme scheinen sich fast wie von alleine zu lösen.

Untersuchungen zeigten, dass das menschliche Gehirn insbesondere in der Tiefschlafphase extrem aktiv ist. Für den Wissenschaftler erkennbar ist diese starke Gehirnaktivität durch moderne bildgebende Untersuchungsverfahren wie Computertomografie und Magnetresonanztomografie. Im Experiment stellte Born fest, dass Probanden beispielsweise mit Zahlenproblemen, die sie tagsüber zunächst nicht lösen konnten, nach ausreichendem Schlaf gut fertig wurden. Offenkundig arbeitete das Gehirn die Zahlenreihen im Schlaf noch einmal durch, sodass sich nachts eine neue Sichtweise auf das Problem entwickelte. Born schloss daraus, dass wir unseren Schlaf offenkundig dazu benötigen, damit die Gehirnzellen das Gedächtnis bilden können.

Im Schlaf lernen

Vor allem beim Erlernen motorischer Fähigkeiten wie Klarinette oder Klavier Spielen, Schwimmen, Skateboardfahren, Rollerbladen oder Skilaufen ist tatsächlich nicht nur Übung, sondern vor allem ausreichender Nachtschlaf notwendig. Wie viel Nachtschlaf wir brauchen, ist individuell verschieden. Studienteilnehmer, die motorische Abläufe morgens erstmals eingeübt hatten, zeigten abends nur einen geringen Lernzuwachs. Schliefen sie jedoch eine Nacht darüber, verfestigte sich ihr Wissen. Born geht davon aus, dass das Langzeitgedächtnis wahrscheinlich nur im Schlaf gebildet wird.

Bestätigt wird diese These durch Ergebnisse einer US-amerikanischen Forschergruppe an der Duke-Universität in Durham. Ihnen gelang anhand von Tierexperimenten der Nachweis, dass Ratten, die tagsüber etwas Neues gelernt haben, dieses in der Nacht verarbeiteten und damit ihre Erinnerung festigten. Dieses Phänomen konnte anhand der verstärkten Durchblutung verschiedener Gehirnareale nachgewiesen werden. Dabei handelte es sich um dieselben Areale, die tagsüber aktiv waren, als die Tiere neue Erfahrungen machten. Im Schlaf werden also aktiv neue Impulse verarbeitet. Während sich die schlauen Nager bei bekannten Situationen unterschiedlich aufmerksam zeigten – erkennbar an der schwankenden Aktivität ihrer Gehirnzellen – , bildeten sich zum Beispiel beim Erforschen neuer Gegenstände im Käfig bestimmte Aktivitätsmuster in verschiedenen Gehirnbereichen aus. Genau diese Muster wiederholten sich während des Schlafs. Dies lässt den Rückschluss zu, dass neue Erfahrungen im Tiefschlaf geistig wiederholt, dadurch verarbeitet und vertieft werden.

7. Schlafvorteil: Sie reagieren gelassen auf Stress

Vor dem Hintergrund des Stressvolumens, dem wir tagtäglich ausgesetzt sind, scheint die Tatsache, dass wir gut ein Drittel unseres Lebens im Schlaf verbringen, einer biologischen Notwendigkeit zu entspringen. Unser Stoffwechsel muss sich in einem abwechslungsreichen Alltag, aber auch in Standardsituationen wie bewegen, sitzen, essen oder trinken immer wieder neu einstellen. Zusätzlich muss sich unser Immunsystem auch noch ständig mit unsichtbaren Angreifern wie Viren, Bakterien und Mikroorganismen auseinandersetzen. Jede dieser Anforderungen oder Lebensumstände verlangt eine spontane körperliche Reaktion. Unser Gehirn speichert für jede dieser Situationen, die wir unter Umständen noch nicht einmal bewusst wahrnehmen, neu gewonnene, erfolgreiche Reaktionsmuster ab. Nur dann sind sie für ähnliche Fälle automatisch abrufbereit. Auch für diesen Speicherprozess ist der Schlaf hilfreich und notwendig. Denn ein Körpergedächtnis kann sich nach Meinung von Schlafforschern nur in einem Zustand absoluter Ruhe bilden, in der die Stressbelastung auf ein Minimum reduziert ist.

III. Erkennen Sie sich selbst

Welcher Schlaftyp sind Sie? Experten gehen von drei verschiedenen Vital- und Schlaftypen aus: der Harmonische, der Aktivist, der Unabhängige.

1. Kurzschläfer & Langschläfer

Ob wir eher lang oder kurz schlafen, Frühaufsteher oder Morgenmuffel sind, ist genetisch festgelegt und ein im Verlauf unseres Lebens relativ konstantes Charakteristikum. Auch wenn die Uhr für uns alle im selben Takt schlägt, so tickt jeder von uns trotzdem in einem unterschiedlichen Rhythmus. Der Schlafbedarf bei Erwachsenen variiert dabei außerordentlich. Natürlich verweisen Effizienzapostel gerne auf Napoleon: Dem Franzosen reichten angeblich vier Stunden Schlaf pro Nacht, um halb Europa zu erobern. Langschläfer halten sich dafür eher an den Entdecker der Relativitätstheorie: Albert Einstein schlief täglich zwölf Stunden. Die normale Schlafdauer eines Erwachsenen liegt zwischen 6 und 9,5 Stunden. Es gibt je nach Typ unterschiedliche Schlafzeiten:

- den Langschläfer mit 8 bis 10 Stunden,
- den Mittellangschläfer mit 6 bis 8 Stunden,
- den Kurzschläfer mit 5 bis 6 Stunden.

Alle drei Schlafzeiten bringen einem gesunden Erwachsenen die notwendige Erholung. Entscheidend ist dabei nur, ob wir unseren Schlaf als erholsam empfinden.

Eiweißdefekt stört die innere Uhr

Wer morgens um vier Uhr ohne erkennbaren Grund hellwach ist, kann nichts dafür. Ursache dafür ist ein instabiles Protein, das bei der Steuerung der inneren Uhr eine Rolle spielt. Ein Forscherteam um den Biochemiker Achim Kramer von der Berliner Charité hat festgestellt, dass bei krankhaften Frühaufstehern dieses Protein bereits nach 22 und nicht erst nach 24 Stunden zersetzt wird. So wird die Schlafphase ganz automatisch nach vorne verlegt. Die Betroffenen werden dann oft schon um 19 Uhr müde und wachen entsprechend früh auf.

Von Morgenmenschen und Abendmenschen

Jeder Mensch hat seinen individuellen Biorhythmus und seine persönliche Leistungskurve. Da gibt es die „Lerchen oder Morgenmenschen" und die „Eulen oder die Abendmenschen". Jeder von uns kann sich irgendwo innerhalb dieser Schlafzeiten der zirkadianen Periode einordnen. In unserer Gesellschaft wird die Vorliebe für bestimmte Schlafzeiten nicht selten mit charakterlichen Bewertungen verbunden. So gelten Frühaufsteher als leistungsfähig und diszipliniert, Eulen hingegen werden eher als faul und träge abgetan. Biologen sprechen in diesem Zusammenhang ganz nüchtern von unterschiedlichen Chronotypen. Das bedeutet, dass wir zu bestimmten Tageszeiten leistungsfähiger und fitter sind als zu anderen.

Die Lerche am Morgen

Manche Menschen kommen frühmorgens gut aus den Federn und können zwischen 8 und 12 Uhr volle Leistung bringen. Gegen Mittag werden sie müde und steigern sich dann zwischen 18 und 21 Uhr zu einem weiteren Leistungshoch, auf das ein Leistungstief am späten Abend folgt. Diese sogenannten „Lerchen oder Morgenmenschen" verfügen über eine innere Uhr, die ein wenig zu schnell tickt, sodass sie früh aufstehen, sich rasch wach fühlen und abends zeitig zu Bett gehen. Lerchen haben den großen Vorteil, dass sie in der normalen Arbeitswelt mit ihrem frühen Arbeitsbeginn keine Probleme haben und sich perfekt in diesen Rhythmus einfügen. Schichtarbeit dagegen ist besonders für Morgentypen eine Belastung.

Die Eule am Abend

Die „Eulen oder Abendmenschen" hingegen verfügen über einen Tag, der länger dauert als 24 Stunden. Sie sind erst am späten Vormittag fit, fallen am frühen Nachmittag in ein Leistungstief und sind ab 16 Uhr wieder leistungsfähig. Am frühen Abend kommt es dann wieder zu einem Leistungsabfall, der von einem späten Leistungshoch gefolgt wird, das bis in die Nacht hineingehen kann. Eulen haben weniger Probleme damit, einmal eine Nacht durchzumachen, Schichtarbeit zu leisten und Zeitzonen zu überwinden.

Psychologische Untersuchungen haben gezeigt, dass die Persönlichkeitsunterschiede zwischen den Lerchen und den Eulen weniger stark ausgeprägt sind als angenommen. Solange es den Abend- oder Morgentypen gelingt, sich beruflich und privat im gesellschaftlichen Leben zu integrieren, sind beide im selben Maß leistungsfähig und gesund. Erst wenn es nicht mehr gelingt, sich entsprechende Nischen im Berufs- und Privatleben zu sichern, kann eine extreme Verschiebung der Schlafzeiten zu Krankheiten führen, die sich nicht selten in Medikamentenmissbrauch und depressiven Verstimmungen äußern. In solchen Fällen sprechen Psychologen und Schlafforscher vom verzögerten oder vorgelagerten Schlafphasensyndrom.

Jeder Mensch ist mehr oder weniger entweder Lerche oder Eule. Schlafforscher der britischen Universität Surrey sind den Ursachen für individuelle Schlafrhythmen auf der Spur: Die Wissenschaftler fanden heraus, dass bei den Eulen eines von bis zu zehn für den Schlaf zuständigen Genen kürzer ist als bei Frühaufstehern. Eigentlich bräuchte jeder Mensch so gesehen seinen eigenen Zeiger auf der Uhr.

Eine Umfrage der Schlafforscher Till Roennberg und seiner Münchner Kollegin Martha Merrow ergab darüber hinaus, dass es mehr Eulen

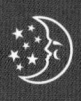

als Lerchen unter Erwachsenen gibt. Vorübergehend gehören auch die Jugendlichen dazu. Im Alter verschiebt sich der Rhythmus meist in Richtung der Lerchen, wobei die Ansicht, dass das Schlafbedürfnis der Menschen im höheren Lebensalter deutlich abnimmt, mittlerweile weitgehend relativiert ist. Da ältere Menschen häufiger Mittagsschlaf halten und meistens auch wesentlich früher zu Bett gehen als Erwachsene mittleren Alters, unterscheidet sich ihre Gesamtschlafdauer auf diese Weise unwesentlich von der jüngerer Menschen.

TIPP

Als besonders ausgeprägte Eule oder Lerche sollten Sie sehr darauf achten, dass sich Ihr individueller Rhythmus nicht vom normalen Tagesrhythmus entkoppelt. Die negativen Folgen sind schlechter Schlaf und Müdigkeit am Tag. Versuchen Sie, im 24-Stunden-Rhythmus zu schwingen, und richten Sie Ihre Zubettgeh- und Aufstehzeiten sowie Ihre Aktivitäten, Essenszeiten und Ruhepausen danach.

2. So finden Sie Ihren Chronotyp

Ihren eigenen Chronotyp können Sie herausfinden, indem Sie am besten an einem freien Tag, an dem Sie nach Belieben zu Bett gehen und aufstehen, Ihre Schlafmitte berechnen. Wenn Sie also zum Beispiel von ein Uhr nachts bis neun Uhr morgens schlafen, ist Ihre Schlafmitte um fünf Uhr morgens erreicht. Damit gehören Sie zu den Menschen mit einem normalen Chronotyp. Bei Lerchen liegt die Schlafmitte sogar schon bei zwei Uhr, egal ob an Arbeits- oder an freien Tagen. Die Eulen erreichen ihren Schlafmittelpunkt an freien Tagen dagegen erst um sechs oder in Extremfällen um sieben Uhr.

Wenn Sie nach dieser einfachen Berechnung wissen, wie sich Ihre persönliche Leistungskurve gestaltet, können Sie besser planen, zu welchen Tageszeiten Sie welche Aufgaben am besten erledigen können. Denn nun wissen Sie, wann Sie sich am besten konzentrieren können, wann Sie am besten ausruhen oder Routinearbeiten erledigen und wann Sie sich fit halten. So gelingt Ihnen ein gesünderer Alltag, der Ihrem inneren Rhythmus entspricht und sich mit Ihren individuellen Bedürfnissen deckt.

Nachteulen im Dauerstress

Wer nach drei Uhr morgens schlafen geht, hat bereits eine Menge des Wachmacherhormons Cortisol im Blut. Auch wenn man um diese Uhrzeit wohl rechtschaffen müde ist, stellt sich gleichzeitig das Gefühl von Aufgekratztheit ein. Wer dann trotzdem endlich einschläft, muss aufgrund der späten Schlafenszeit allerdings auf seine Portion Wachstumshormone verzichten und fällige „Wartungsarbeiten" im Körper um eine Nacht verschieben. Um unser Immunsystem optimal zu unterstützen, ist es – egal ob Lerche oder Eule – auf Dauer wesentlich gesünder, weit vor der Phase der Cortisolproduktion zu Bett zu gehen.

3. Erkennen Sie Ihren Vital- und Schlaftypen

Ob Sie Kurz- oder Langschläfer sind: Jeder Mensch schläft anders, hat ein anderes Schlafbedürfnis und bevorzugt ein anderes Ruhe- und Einschlafritual. Um schnell und einfach wieder zu gesundem Schlaf zu kommen, ist es deshalb wichtig, auf seine innere Uhr, seine Stressanfälligkeit und seinen Lebensstil zu achten.

Entdecken Sie hier die Kriterien für die verschiedenen Vital- und Schlaftypen. Auf dieser Basis finden Sie heraus, welcher Ihnen am meisten entspricht: der Harmonische, der Aktivist, der Unabhängige.

Einflussfaktoren für einen guten Schlaf

Ebenso bedeutsam wie der Einfluss unserer inneren Uhr auf unseren Schlaf sowie auf unsere Fitness und Ausgeschlafenheit tagsüber sind zwei weitere Faktoren: unser Umgang mit den alltäglichen Stressanforderungen und unser Lebensstil. Letzterer setzt sich zusammen aus Ernährungs- und Bewegungsgewohnheiten sowie unserer Fähigkeit, uns zu entspannen. Auf dieser Grundlage unterscheiden wir in drei Vital- und Schlaftypen: den Harmonischen, den Aktivisten und den Unabhängigen. Für jeden Schlaftyp haben wir ein passendes Programm entworfen, das perfekt auf seine Bedürfnisse zugeschnitten ist und mit dem es ganz einfach ist, schnell wieder zu gesundem Schlaf zu finden und sich darüber hinaus über den Tag wirklich wach, ausgeschlafen und leistungsfähig zu fühlen.

Unser biologisches Erbe

Jeder Mensch besitzt seine individuelle Persönlichkeit, seine typischen Stärken und Schwächen. Dabei unterscheiden wir uns in körperlichen

Belangen ebenso voneinander wie in geistig-seelischen. Ein Gutteil unserer Persönlichkeit – zwischen 40 bis 60 Prozent – wird von unserem genetischen Erbe gesteuert, den Rest haben wir, wie es in der Verhaltenspsychologie heißt, erworben.

Ganz entscheidend für unseren Lebensstil, also wie wir unseren beruflichen und privaten Alltag gestalten und wie wir mit unseren individuellen Belastungen umgehen, ist unser biologisches Erbe. Der Nachlass unserer Ururahnen wirkt bis heute nach. So ist beispielsweise die Stressreaktion, die in unserem Organismus abläuft, die gleiche wie bei unseren Vorfahren aus der Alt-Steinzeit, die sich bei der Nahrungssuche und der Verteidigung ihres Lebensraums tagtäglich Gefahren aussetzen mussten. Und auch die Bedürfnisse unseres Organismus hinsichtlich seiner Versorgung mit bestimmten Nahrungsmitteln und mit Bewegung unterscheiden sich unwesentlich von denen des Homo habilis, also des ersten uns bekannten menschlichen Wesens vor etwa 200 Millionen Jahren.

Das Erbe unserer Vorfahren

An unseren Verhaltensweisen und Reaktionsmustern hat sich dabei genauso wenig geändert wie auf der physiologischen Ebene. Zwar hat sich der Umfang des Gehirns im Lauf der Menschheitsgeschichte verdreifacht. Doch unser Stoffwechsel, jenes komplizierte System, das unser Dasein im Wachen wie im Schlafen steuert, entspricht nach wie vor dem Urmodell und ist mit dem heutigen Nahrungsüberangebot in Supermärkten sowie der Qualität industriell gefertigter Lebensmittel oder Fastfood hemmungslos überfordert. Hinzu kommt noch Bewegungsmangel durch veränderte Arbeitssituationen, Reizüberflutung und Schlafmangel.

Wie der Stoffwechsel unserer Ururahnen braucht auch der unsrige einen ganz bestimmten Input, um Tag und Nacht reibungslos funktionieren zu können: Dazu gehören ein gesunder Umgang mit Stress durch ausreichend Bewegung, eine ausgewogene, ballaststoffreiche und zuckerfreie Mischkost und gezielte Entspannung mit ausreichend Schlaf.

Die drei Vital- und Schlaftypen

Im Lauf der Evolution entwickelten sich aus dem sogenannten Urmenschen drei biologische Archetypen: der Sammler, der Jäger und später der Nomade. Unsere Schlaftypologie beruht auf diesen biologischen Urtypen, die sich hinsichtlich

- ihrer Lebensgestaltung im Alltag (Bewegungsverhalten und Ernährungsweise)
- ihres Verhaltens in Gefahrensituationen (Stress und Stressmanagement) und damit
- ihres Bedürfnisses nach Entspannung und Ruhe unterscheiden.

Wir unterscheiden zwischen dem harmonischen Vital- und Schlaftyp, dem aktivistischen Vital- und Schlaftyp sowie dem unabhängigen Vital- und Schlaftyp.

Die Typenlehre in der Medizingeschichte
Die großen Ärzte der Antike gingen davon aus, dass es verschiedene Menschentypen gibt. Hippokrates und Galenus unterschieden den Menschen hinsichtlich seines Temperaments und seines Stoffwechsels (Säftelehre). Die altindische Heilkunde des Ayurveda, die die altgriechische und die chinesische Medizin beeinflusste, kennt drei Vitalkräfte, die im Stoffwechsel wirksam sind und so den Typ und seine Konstitution prägen.

Die Unterscheidung der Typen in der modernen Medizin
Heute ist die Unterscheidung in metabolische (nach Stoffwechseltypen) und limbische Typen (hinsichtlich Verhalten und Motivation nach Dr. Hans-Georg Häusel) geläufig sowie die Unterteilung nach Blutgruppen (nach Dr. Peter J. D'Adamo), die sich ebenfalls auf die biologischen Urtypen beziehen. Auch der Arzt Detlev Pape, der das System des Abnehmens im Schlaf in Deutschland bekannt gemacht hat, unterscheidet zwischen dem Typen des Ackerbauern und des Nomaden.

Limbische Instruktionen als Grundlage unseres Verhaltens
Diese Typisierung basiert auf der Erforschung neurobiologischer Grundlagen des menschlichen Verhaltens. Insbesondere der bekannte Münchener Psychologe Dr. Hans-Georg Häusel machte sich verdient um die Ergründung der sogenannten limbischen Instruktionen, die zum angeborenen menschlichen Verhalten gehören. Ihre Bezeichnung erhielten diese Instruktionen aufgrund ihrer Verortung im limbischen System des

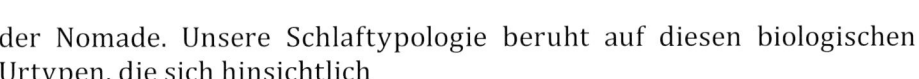

menschlichen Gehirns. Dieses wird aus verschiedenen Gehirnstrukturen gebildet, die sich nicht klar von anderen Arealen abgrenzen lassen.

Als gesichert gilt, dass das limbische System der Ursprungsort unseres Handelns ist. Hier finden sich alle Steuerungsfunktionen, die sich im Rahmen der Evolution als erfolgreich herausgestellt haben. Diese Steuerungsfunktionen werden Balance, Dominanz und Stimulanz genannt. Sie wirken über bestimmte Regionen im limbischen System direkt auf unser Verhalten, indem sie die entsprechenden Signale an die unterschiedlichen Steuerungszentren im Gehirn senden und körperlich spürbare Reaktionen auslösen. Die drei biologischen Imperative haben unterschiedliche Zielrichtungen und sind bei jedem Menschen verschieden stark ausgeprägt; sie stellen einen Teil seiner biologischen Identität dar.

Balance = der/die Harmonische
Die evolutionsgeschichtlich älteste Instruktion ist die Balance. Jeder Organismus gründet auf diesem Grundprinzip der Lebenserhaltung. Die ersten lebenden Zellen schufen sich ihren Evolutionsvorteil durch die Ausbildung einer Zellwand. Balance bedeutet damit so viel wie das Aufrechterhalten von Sicherheit und die Kraft, etwas zu bewahren, sowie Homöostase, indem sie das energetische Fließgleichgewicht zwischen innen und außen aufrecht erhält. Atmen und Schlafen gehören zu den Vitalbedürfnissen, die von der Balanceinstruktion gesteuert werden, denn beide dienen der Verbesserung und Stabilisierung des Energiehaushalts.

Dominanz = der/die Aktivist/in
Die Dominanzinstruktion sichert allen Lebewesen seit jeher das Überleben, indem sie die Selbstverteidigungs- und Angriffsmechanismen auf der Grundlage von Wettbewerb und Konkurrenz steuert. Durchsetzung, Erweiterung des Territoriums und Verdrängung der Konkurrenz dienen der Existenzsicherung und Arterhaltung. Im negativen Fall macht sich diese Instruktion durch einen übertriebenen Aktivismus und Energieverlust durch Gefühle wie Wut und Aggressivität bemerkbar, die uns emotional auf Kampf und Verdrängung einstellen.

Stimulanz = der/die Unabhängige
Die Stimulanzinstruktion im limbischen System ist zurückzuführen auf die evolutionäre Weiterentwicklung des Menschen vom Jäger zum

Nomaden. Der Nomade oder Wanderer stellt in gewisser Hinsicht eine Verfeinerung zum robusten Jäger dar. So entwickelte er eine andere Ernährungs- und Lebensweise, was sich auch in der Funktionsweise oder Stärke seines Immunsystems sowie seines Stoffwechsels niederschlug. Risiko und Veränderungsbereitschaft, aber auch Lustgefühle und Freude sind Ausdruck dieses Imperativs. Ebenso wie die Dominanzinstruktion ist die Stimulanz für Veränderung und Wachstum verantwortlich. Allerdings sorgt sie auch für die Erneuerung von überholten Strukturen und bildet so zusammen mit den anderen beiden Instruktionen ein vitales biologisches Kräftesystem, das dem Menschen im Verlauf der Evolution geholfen hat zu überleben.

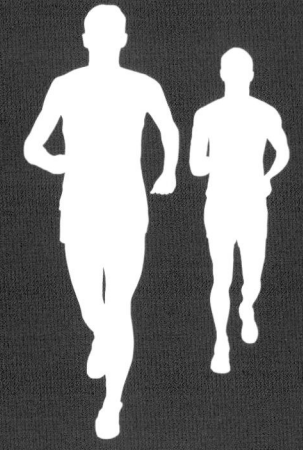

Wie Bewegung beim Abnehmen hilft

Wie Bewegung beim Abnehmen hilft

Bewegung im Alltag macht müde, verbessert damit den Schlaf und hilft schon auf diese Weise beim Abnehmen. Bewegung stärkt aber auch das Immunsystem und macht freie Radikale unschädlich. Zudem wirkt sie wie ein natürliches Antistressprogramm positiv auf unsere Laune. Damit ist Bewegung also nicht nur gut für unsere Gesundheit, sondern vor allem auch für unser Wohlbefinden.

I. Bewegung – Bestandteil des Lebens

Körperliche Aktivität ist und war – auch wenn unser Alltag heute ganz anders aussieht – immer schon wesentlicher Bestandteil unseres Lebens. Unsere Urahnen gingen auf die Jagd, legten kilometerlange Wanderungen zurück und rannten um ihr Leben. Als sie sesshaft wurden, verbrachten sie den ganzen Tag hart arbeitend auf den Feldern. Dieser Ur-Code steckt bis heute in uns: Wir brauchen regelmäßige Bewegung, um gesund zu bleiben. Das heißt, in Kombination mit auch nur mäßigem Übergewicht macht Bewegungsmangel auf Dauer krank.

Nicht zuletzt erhöht regelmäßige körperliche Aktivität, und das kann auch ein zwanzigminütiger zügiger Spaziergang während der Mittagspause sein, den Energieumsatz. Je mehr Muskeln Sie durch Ihre Regsamkeit und Sport aufbauen und je fitter Sie sind, desto mehr Fett verbrennen Sie – sogar im Schlaf. Jedes Pfund Muskeln verbrennt etwa 17- bis 25-mal mehr Kalorien als die gleiche Menge Fett.

Nachbrenneffekt

Nach jeder Trainingseinheit läuft Ihr Stoffwechsel noch bis zu zehn Stunden auf höheren Touren. Und der Sport wirkt auch noch Appetit dämpfend und regulierend.

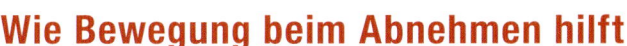

Wer nachhaltig abnehmen und seinen Körper leistungsfähig erhalten möchte, sollte deshalb gezielt seine Muskeln trainieren. Schließlich verlieren wir pro Lebensjahrzehnt zehn Prozent an Muskelkraft. Je älter wir werden, desto wichtiger ist es demnach, Muskelmasse aufzubauen. Denn eins steht fest: Wer seine Muskeln nicht benutzt, verliert sie.

Mediziner dachten lange Zeit, das wachsende Problem von Übergewicht in unserer Gesellschaft ließe sich mit Ausdauersport lösen. Regelmäßiges Laufen etwa stand jahrelang an oberster Stelle, wenn es darum ging, durch Bewegung Pfunde zu verlieren. Doch die Motivation der Betroffenen war meist unterdurchschnittlich und die Erfolge eher mäßig. So stellt sich schon länger die Frage, mit welchen Maßnahmen der Mensch effizienter das Ziel von Gewichtsreduktion und Fitness erreichen kann.

Sportphilosophen preisen die segensreichen Effekte von Muskeltraining. Denn Muskeln machen schlank, Muskeln machen gesund, Muskeln machen glücklich, Muskeln machen schlau. So ihr Credo. Sie sind ein echtes „Gesundheits- und Abnehmprogramm" für den Körper. Denn Muskeln schützen vor Diabetes, Übergewicht und vielen anderen Krankheiten. Doch: Ohne Bewegung gibt es keine Heilkraft der Muskeln.

Wer gezielt Muskelmasse aufbaut, sorgt nicht zuletzt dafür, dass Fett auch dann verschwindet, wenn er auf dem Sofa liegt oder Zeitung liest.

Am allerbesten geht das mit HIT, dem High Intensity Training. Es vereint Ausdauersport und Krafttraining auf eine völlig neue Weise: Langweilige Übungen auf dem Boden, Schwitzen beim Gewichtheben im Fitnesscenter oder im Bauch-Beine-Po-Kurs gehören der Vergangenheit an. HIT lässt die Muskeln beim Laufen oder Nordic Walking wachsen – in Intervallen wird besonders intensiv trainiert. Damit erreichen Sie das Ziel: Der Muskel wächst und die Ausdauer gleich mit. So nehmen die Fettverbrennungsöfen ihre Arbeit auf.

II. Mit HIT in Bestform

HIT wirkt wie ein Jungbrunnen – für jeden. Dahinter steckt das Prinzip der Superkompensation, also die Möglichkeit des Körpers, sich an erhöhte Anforderungen mit einer entsprechenden Leistungssteigerung anzupassen. Je intensiver Sie beispielsweise Ihre Muskeln fordern, desto leistungsfähiger werden sie. Es funktioniert so: Ausreichend intensive

Belastung regt den Körper und die Muskulatur dazu an, sich auf künftige ähnlich hohe Anforderungen vorzubereiten. So wird ein neues höheres Leistungsniveau erreicht. Voraussetzung dafür sind angemessene Erholungsphasen zwischen den Spitzen. Dann nämlich findet nicht nur die Regeneration des Muskels statt, sondern auch seine Anpassung an die Belastung. Die Folge: Die Leistungsfähigkeit Ihrer Muskeln steigt über das frühere Niveau hinaus.

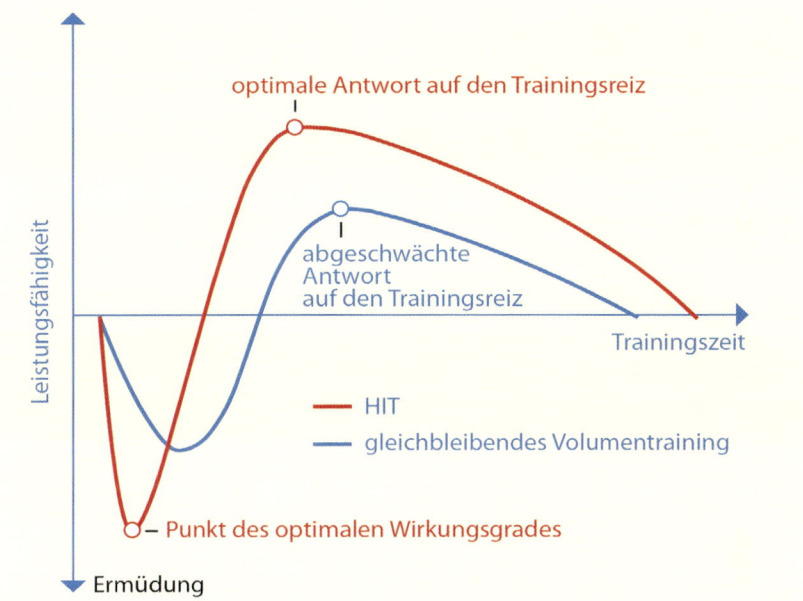

- Während des Trainings sinkt die Leistungsfähigkeit.
- Nach Ende des Trainings beginnt der Körper sich zu erholen. Mit zunehmender Erholung steigt die Leistungsfähigkeit wieder an.
- War der Trainingsreiz stark genug, bereitet sich der Körper auf eine erneute Belastung vor, indem er das Leistungsniveau erhöht.
- Wird das neue Leistungsniveau nicht genutzt, sinkt es wieder.

No pain no gain
Ohne Fleiß kein Preis. Wer nachhaltig seine Leistungsfähigkeit erhöhen und sein Gewicht reduzieren möchte, dem bleibt nichts anderes übrig, als an seine körperlichen Grenzen zu gehen. Anders funktioniert es nicht!

Egal ob Sie bereits sportlich aktiv sind und immer waren oder ob Sie gerade erst das Gefühl entwickeln: Langsam muss ich etwas für mich tun, wenn ich nicht völlig einrosten möchte – HIT kann Ihr Leben verändern. Was zahlreiche Anti-Aging-Produkte, Wellnessprogramme, Diäten oder „Gesundheitsmittelchen" versprechen – HIT hält es. Wenn Sie regelmäßig und konsequent Ihr HI-Training absolvieren, brauchen Sie sich vor dem Älterwerden nicht zu fürchten. Sie bleiben attraktiv und leistungsfähig, Sie versetzen Ihren Körper in die Lage, sich schnell zu regenerieren, und beugen den meisten Zivilisationskrankheiten, wie Herz-Kreislauf-Erkrankungen oder Diabetes Typ 2, erfolgreich vor.

Von der Heilkraft der Bewegung

Sport und Bewegung haben Einfluss auf zahlreiche Prozesse im Körper. Die Wirkungen sind durchweg positiv. Dazu gehören:

Gehirn: Es werden vermehrt Neuronen gebildet, das steigert die Leistungsfähigkeit des Gehirns (besseres Gedächtnis, gesteigerte Visionskraft, erhöhte Kreativität).

Muskeln: Die Muskelmasse wächst, neue Blutgefäße werden gebildet, Traubenzucker und Fettsäuren können besser aufgenommen werden.

Fettgewebe: Sowohl während der Bewegung als auch danach werden verstärkt Fettdepots abgebaut.

Leber: Der Stoffwechsel verbessert sich. Glukose wird kontinuierlich freigesetzt. Diesen permanenten Zuckerspiegel brauchen die Muskeln (neben Fett), um ihre Arbeit leisten zu können.

Herz: Blutgefäße bilden sich neu. Die Wundheilung verbessert sich. Das Infarktrisiko sinkt.

1. Ran ans Fett

Lassen Sie nicht zu, dass die typischen Merkmale unserer modernen Gesellschaft, wie Stress, Fastfood und wenig Bewegung, Ihre Lebensqualität auf Dauer beeinträchtigen. Nehmen Sie Ihr Glück selbst in die Hand! Das geht mit HIT leichter, als die meisten es für möglich halten. Denn sowohl der damit verbundene Muskelzuwachs als auch die gesteigerte Ausdauer führen zu nachhaltiger Gewichtsreduktion, mehr Wohlbefinden und Gesundheit, aber auch höherer Leistungsfähigkeit in Sport und Alltag. Und das Beste: Sie brauchen aufgrund der hohen HI-Trainingsintensitäten viel weniger Zeit dafür als bisher. Bevor wir uns anschauen, wie trainiert wird, wollen wir noch ein wenig bei den Vorteilen verweilen – und damit Ihre Motivation steigern.

Schlanksein ist gesund

Warum? Weil das Risiko deutlich sinkt, an Diabetes zu erkranken oder einen Herzinfarkt zu erleiden. Schon fünf bis zehn Prozent weniger Gewicht senkt Blutdruck und Cholesterin. Die Vorteile sind wirklich überzeugend:

- Sie altern langsamer.
- Sie leben länger.
- Sie wirken attraktiver.
- Sie haben mehr Spaß am Sex.
- Sie haben mehr Ausdauer.
- Sie sind leistungsfähiger.
- Sie haben erwiesenermaßen bessere Karrierechancen.
- Sie fühlen sich stärker, selbstsicherer und belastbarer.

Schlanksein macht glücklich

Warum? Weil weniger Gewicht unsere Hormonlage in die Balance bringt – zum Beispiel den „Wohlbefinden-Botenstoff" Serotonin. Zu viel Körperfett, insbesondere Bauchfett, reduziert das lebensnotwendige Hormon, das uns das Gefühl von Gelassenheit, Ausgeglichenheit, innerer Ruhe und Zufriedenheit gibt. Unter anderem ist es dadurch auch an unserem Appetit und Essverhalten, dem Gefühl der Sättigung und Angstfreiheit beteiligt. Ein ausreichend hoher Serotoninspiegel dämpft Gefühlszustände wie Aggressivität, Hunger, Angstgefühle, Kummer und Sorgen, Niedergeschlagenheit und Depressionen.

Es lohnt also, die Fettpölsterchen anzugehen. Mit HIT kann es jeder schaffen, sein Gewicht zu reduzieren. Vor allem, weil der Zeitaufwand im Vergleich zu anderen Sportarten eher gering ist. Die wichtigsten Eigenschaften, die Sie brauchen, um das Ziel zu erreichen, sind dieselben wie in anderen Lebensbereichen auch: Kompetenz (die liefert Ihnen dieses Buch), Durchsetzungsvermögen (etwa gegen den „inneren Schweinehund"), Disziplin und Ausdauer.

Allen Herausforderungen gewachsen

Abnehmen und schlank sein ist aber nicht der einzige Grund, warum HIT sich für Sie lohnt. Es steigert außerdem Ihre allgemeine körperliche Leistungsfähigkeit und Ihre Widerstandskraft. Bedenkt man, dass wir heute raschen Klimaveränderungen und stets wechselnden Umweltbedingungen ausgesetzt sind, erschließt sich der Nutzen eines optimalen Leistungsvermögens des Organismus ganz von selbst. Die inzwischen „selbstverständlichen" Belastungen des modernen Alltags – Umweltgifte, klimatisierte Räume, Informationsflut, hoher Termindruck, enormer beruflicher Leistungszwang, das Reisen durch Zeitzonen in wenigen Stunden und so weiter – sind damit deutlich leichter und ohne Beeinträchtigung der Gesundheit zu meistern. Regelmäßiges HI-Training reduziert nicht zuletzt Stress und lässt uns auch in belastenden Situationen heiter und gelassen reagieren.

Wir können Stressfaktoren nie aus unserem Leben eliminieren, aber wir können lernen, besser damit umzugehen und eine andere Einstellung dazu zu entwickeln. Bei sportlich Aktiven nimmt die Konzentration der Stresshormone Cortisol, Adrenalin und Noradrenalin zwar zu, doch hemmt das Bewegungstraining gleichzeitig den Empfang der „Stresskuriere". Das heißt: Ausdauertrainierte haben eine höhere Reizschwelle. In einer Situation, in der jemand früher vielleicht aus der Haut gefahren wäre, kann er nach einiger Zeit des Trainings mit Humor reagieren und nicht nur über andere, sondern sogar über sich selbst lächeln.

Die beste Altersvorsorge

Eine biologische Gesetzmäßigkeit lautet: Die Leistungsfähigkeit eines Organismus ist außer vom Erbgut vor allem von der Qualität und Quantität seiner Beanspruchung abhängig. Wenn Sie also etwas für die Entwicklung und Erhaltung der Leistungsfähigkeit Ihres Organismus tun möchten, dann ist es im Alter ab 30 wichtig, große Muskelgruppen dynamisch zu beanspruchen. Damit beugen Sie sowohl Herz-Kreislauf- als auch Stoffwechselerkrankungen vor. Später geht es dann auch darum, altersbedingten körperlichen und geistigen Leistungseinbußen entgegenzuwirken. Denn bleiben Ausdauer- und Kraftbeanspruchung großer Muskelgruppen längere Zeit unterhalb einer bestimmten Reizschwelle, verlieren verschiedene Organe ihre Funktions- und Leistungsfähigkeit. Man spricht dann von „Alterserscheinungen".

Experten sagen, dass regelmäßige sportliche Übungen ab dem 40. Lebensjahr den Einfluss biologischer Alterungsvorgänge verlangsamen und uns gewissermaßen gestatten „20 Jahre lang 40 Jahre alt zu bleiben". Der US-amerikanische Mediziner Ralph S. Paffenbarger belegte sogar eine höhere Lebenserwartung trainierender älterer Menschen. Er veröffentlichte zahlreiche Studien über die nachweisbare Beziehung zwischen regelmäßiger körperlicher Aktivität und Langlebigkeit.

Warum ist HIT gesund?

Kombiniertes Ausdauer- und Krafttraining wirkt sich in vielerlei Hinsicht günstig auf den Organismus aus. Was Sie mit HIT erreichen können, kann sich sehen und vor allem fühlen lassen:

- optimiertes Körpergewicht
- vergrößerter Herzmuskel, verbesserte Herzleistung
- erhöhte Sauerstoffaufnahme
- gesenkter Ruhepuls
- niedrigerer Blutdruck (bei Bluthochdruck)
- geringere Arterienverkalkung
- erhöhtes Lungenvolumen
- straffere Haut
- erhöhte Knochendichte

Übrigens: Sport macht auch geistig fit! Es setzt nämlich Nervenwachstumsstoffe frei. Bei einer genau gleichen geistigen Tätigkeit wurde bei bisher „faulen" Personen nach regelmäßigem Training eine deutlich ökonomischere Hirnarbeit festgestellt, das heißt, es mussten weniger Gehirnareale beansprucht werden als vorher.

2. HIT – intelligente Kombi für Ausdauer und Kraft

Hinter der Formel HIT verbirgt sich eine Kombination von Ausdauer- und Muskeltraining, die uns erlaubt, beides gleichzeitig zu erlangen: Ausdauer und Kraft. HIT heißt nicht umsonst High Intensity Training. Mit diesem Intensiv-Intervalltraining lassen sich in besonders kurzer

Zeit besonders effektiv Muskeln aufbauen. Deshalb wurde es bisher vor allem im Kraftsport oder Bodybuilding praktiziert. Das Rezept lautet: kürzere und weniger häufige, dafür umso intensivere Trainingseinheiten – zwei- bis dreimal pro Woche. Das Muskelwachstum wird nämlich vor allem durch die erhöhte Trainingsintensität stimuliert.

Bei HIT handelt es sich um eine Weiterentwicklung des bislang bekannten Intervalltrainings. Zwar gibt es immer noch niedrige und hohe Intensitäten im Wechsel, doch haben sich Dauer, Intensität und Häufigkeit verändert. Die Methode basiert auf den aktuellen wissenschaftlichen Forschungsergebnissen über die Wirkung von Bewegung auf das Gewebe, insbesondere in der Muskelfaser.

Sport ist nicht gleich Sport

HIT macht sich außerdem folgende Erkenntnis zunutze: Bei jeder Art von Sport werden fünf motorische Beanspruchungsformen mehr oder weniger trainiert: Kraft, Ausdauer, Schnelligkeit, Flexibilität und Koordination. Beispielsweise wird beim Tennis die Koordination sehr intensiv gefordert, die Ausdauer nur mittelmäßig und die Kraft kaum. Beim Gewichtheben hingegen geht es hauptsächlich um Kraft, weniger um Koordination und kaum um Ausdauer.

Inzwischen weiß die Präventivmedizin, dass derjenige, der gesund und leistungsfähig sein, aber auch sein Gewicht kontrollieren möchte, idealerweise vor allem Kraft und Ausdauer trainieren sollte. Sie haben erwiesenermaßen die beste Wirkung auf den Körper.

Um davon zu profitieren, kann man nun klassisch mit großem Zeitaufwand für den Muskelaufbau im Fitnessstudio Hanteln stemmen und für die Ausdauer joggen oder schwimmen gehen. Oder man wählt die Trainingsmethode HIT und schlägt damit zwei Fliegen mit einer Klappe. Denn mit dem intensiven Intervalltraining lassen sich besonders effizient – also mit deutlich weniger Zeitaufwand – die Ausdauer trainieren und gleichzeitig Muskeln aufbauen. HI-Trainierende sparen damit effektiv eine komplette Trainingsform ein, demzufolge kann das Krafttraining vernachlässigt werden.

Das Besondere ist die veränderte Umfangs- und Intensitätensteuerung von Ausdauersportarten wie Joggen, Nordic Walken, Schwimmen oder Radfahren. Sie ermöglicht es – und das ist der Clou –, gleichzeitig die Ausdauer zu steigern und Muskeln aufzubauen. Und zwar all jene Muskelgruppen, die bei der jeweiligen Sportart sowieso stimuliert werden.

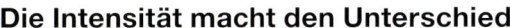

Die Intensität macht den Unterschied

Die Grundlagen des HI-Trainings wurden in den 1970er Jahren von Arthur Jones geprägt – einem berühmten amerikanischen Bodybuilder und Erfinder der Nautilus-Trainingsgeräte. Jones war der Ansicht, dass für den Aufbau von Muskeln die Trainingsintensität von besonderer Bedeutung ist. Deshalb trainiert man mit seinem System wesentlich intensiver, dafür weniger lang. Weiterentwickelt wurde das Trainingssystem von Mike Mentzer unter dem Begriff „Heavy Duty". Er machte sich in den späten 1970er und frühen 80er Jahren in der Bodybuilding-Szene einen Namen und wurde für viele zu einem Guru für High Intensity Training.

Die Grundlagen und Schlüsselfaktoren des HI-Trainings sind seither:

Trainingshäufigkeit: Da der Muskel ausschließlich während der Regenerationsphase und nicht während der Übungen wächst, setzt das HI-Training nur den Reiz zum Muskelwachstum. Aus diesem Grund sollte jeder Muskel erst nach einer ausreichenden Erholungsphase wieder belastet werden.

Trainingsdauer: Die Intensität der Übungen muss der Dauer angepasst sein.

Trainingsintensität: Sie ist der ausschlaggebende Faktor für ein erfolgreiches HI-Training. Gemeint ist damit die Leistung, die in der Trainingszeit erbracht wird. Je kürzer die Trainingsdauer bei gleicher Leistung, desto höher ist die Trainingsintensität. Ziel ist es, den Muskel möglichst stark zu belasten. Der Grundgedanke beim HIT ist es demnach, den Wachstumsreiz für den Muskel mit einer hochintensiven, aber kurzen Belastung zu setzen.

Ideal: walken oder laufen

Sie können HIT beispielsweise mit dem Fahrrad ausüben, indem Sie abwechselnd in einem niedrigen Gang zügig fahren und in einem hohen Gang Vollgas geben. In vergleichbaren Intervallen können Sie auch schwimmen. Laufsportarten wie Joggen oder Nordic Walking eignen sich jedoch am besten für ein regelmäßiges und effizientes HI-Training – sie sind auch hier im Buch die Methoden der Wahl (siehe ab Seite 123).

Das Training sieht dann – zunächst grob skizziert – folgendermaßen aus: Anstatt wie bisher Ihr Nordic-Walking-Training über ein paar Kilometer in gleichmäßigem Tempo (mit einer Pulsfrequenz von 180 minus halbes Lebensalter) zu absolvieren, verändern Sie immer wieder die

Intensität: Sie verschärfen zwischendurch das Tempo spürbar, nur für vier kurze Intervalle, um damit den beteiligten Muskeln den notwendigen Wachstumsimpuls zu geben.

Wie intensiv ist „high intensive"?

Natürlich ist es schwer, die Intensität von Anstrengung einzuschätzen, sie hängt von der individuellen körperlichen Verfassung und Fitness ab. Eine gute Möglichkeit, sein subjektives Empfinden als Messgröße einzusetzen, bietet der eigene Atem: In den intensiven Phasen sollte Ihr Atem „sehr schwer" gehen. Das entspricht der Stufe 7 auf der sogenannten Borgskala, die die empfundene Atemnot in einer Skala von 1 bis 10 erfasst (siehe Seite 122). Außerdem werden Sie erfahren, wie Sie sich anhand des Pulses orientieren können.

HIT – auf einen Blick

High Intensity Training heißt:

Ausdauer und Kraft werden gleichzeitig trainiert.

Sie wählen ganz nach Neigung, ob Sie Nordic Walking, Jogging oder auch Radfahren oder Schwimmen trainieren wollen. Es wird in Intervallen gearbeitet: Einige Minuten gemäßigtes Tempo, dann für kurze Zeit höchste Intensität – immer im Wechsel (Trainingspläne finden Sie ab Seite 123).

Dreimal pro Woche wird trainiert, zwischendurch immer ein oder zwei Tage Pause – die Muskeln regenerieren dann und machen sich fit fürs nächste Mal. Ergänzend können Sie nach Wunsch mit einigen Kraftübungen gezielt einzelne Muskelpartien aufbauen (ab Seite 129).

III. Unsere Kraftmaschinen – die Muskeln

Rund 650 Muskeln stehen dem menschlichen Körper zur Verfügung. Ohne sie wären weder Bewegung noch Leben überhaupt möglich. Die Augenmuskeln allein beispielsweise an- und entspannen sich etwa 100.000 Mal am Tag. Zum Stirnrunzeln benötigen wir um die vierzig Muskeln, zum Lachen lediglich siebzehn. Unsere Muskulatur wiegt mehr als unser Knochengerüst. Während sie etwa 40 Prozent unseres Körpergewichts ausmacht, liegt der Anteil des Skeletts nur bei etwa 14 Prozent.

Was tragen Muskeln zum Gesamtorganismus bei? Sind sie wirklich nur Motoren? Forscher glauben mittlerweile, die Muskulatur sei nach dem Gehirn unser komplexestes Organ. Einige Muskeln können wir gezielt nutzen, andere arbeiten, ohne dass wir es bewusst beeinflussen können – beispielsweise der Herzmuskel oder jene, die bei der Verdauung eine Rolle spielen.

Unser Augenmerk gilt den „willkürlichen" Muskeln, die wir willentlich einsetzen und somit gezielt trainieren können. Ohne sie könnten wir uns nicht bewegen. Deshalb ist ihr ständiger Gebrauch lebenswichtig. Werden die Muskeln nicht benutzt, bilden sie sich zurück. Wer sich also zu wenig bewegt, lässt seine Muskulatur verkümmern. Es ist wirklich erstaunlich: Drei Wochen Bettruhe schwächen die Muskulatur mehr als zwei Jahrzehnte des Alterns!

1. Der Aufbau der Muskeln

Für jede Bewegung ist das Zusammenspiel von Muskeln und Nerven notwendig. Schon bei kleinen Änderungen der Mimik ist eine Vielzahl von Muskeln im Einsatz. Sie werden von Gehirn und Rückenmark gesteuert. Deren Befehle erhalten sie über die Nerven. Die Informationsübertragung von Nervenzellen zu Muskelzellen findet über sogenannte Synapsen statt. Jede Bewegung setzt das Zusammenziehen und Erschlaffen der Muskeln voraus – ein Vorgang, der Energie benötigt. Dafür werden die Muskeln über ein dichtes Netzwerk feiner Blutgefäße (Kapillaren) mit Kohlenhydraten, Fetten und Eiweißen versorgt.

Komplexe Faserbündel

Muskeln bestehen aus Faserbündeln. Legt man sie unter ein Mikroskop, zeigt sich, dass diese aus weiteren Untereinheiten bestehen: den eigentlichen Muskelzellen. Sie beinhalten sogenannte Myofibrillen, die sich aus zwei Eiweißen zusammensetzen, dem Aktin und dem Myosin. Zur Kontraktion kommt es, wenn diese sich auf einen Nervenimpuls hin ineinander verschieben.

Der Körper braucht außerdem Myostatin. Dieses Protein wacht darüber, wie stark Lebewesen werden: Je weniger sich davon im Körper befindet, desto mehr Muskeln weist er auf. Muskeln stellen diesen Signalstoff selbst her und steuern damit ihre eigene Größe.

Myostatin ist ein Vermittler zwischen den Muskeln des Körpers und seiner Fettmasse. Ein niedriger Myostatinspiegel bedeutet: viele Muskeln und wenig Fett. In Zeiten des Hungers jedoch muss vorgesorgt werden, niemand darf Kraft verschwenden – der Myostatinspiegel steigt. Der Speichermodus lautet dann: weniger Muskeln, mehr Fett.

2. Trainingseffekte auf den Muskel

Wichtig zu wissen: Der Muskel besteht aus roten („langsamen") und weißen („schnellen") Fasern. Die roten haben die Aufgabe, die Ausdauerleistung zu verbessern, die weißen fördern Schnelligkeit und Kraft. Wer Ausdauersportarten wie Laufen, Fahrradfahren, Schwimmen oder Walken betreibt, trainiert damit klar und spezifisch Herz, Kreislauf, Stoffwechsel und Immunsystem – nicht aber die Muskeln. Beim Krafttraining hingegen, bei dem der Muskel zum Beispiel durch das Heben von Gewichten einem besonders intensiven Reiz ausgesetzt ist, verbessern sich Sehnen, Bänder, Gelenke und die Muskulatur als solche – und zwar im Sinne einer Hypertrophie: Die Muskeln werden nicht nur leistungsfähiger, sie wachsen auch. Und zwar indem sich die Anzahl der Muskelfasern erhöht und sich somit der Querschnitt der Muskelfasern vergrößert.

Positive Effekte des Muskelaufbaus
- optimierte Körperhaltung
- verbesserte Körperwahrnehmung
- Fettverbrennung durch gesteigerten Grund- und Leistungsumsatz
- Gelenkentlastung
- Vorbeugung von Osteoporose
- Entlastung der Bandscheiben durch kräftigere Rückenmuskulatur

3. Schwitzen an Maschinen?

Für ein ordentliches – und gesundes – Muskelwachstum müssen Sie nicht unbedingt ins Fitnessstudio gehen. Sie brauchen keine Hanteln zu stemmen und nicht an Kraftmaschinen zu schwitzen. Schließlich sagt die Statistik, dass dafür den meisten Menschen ohnehin die längerfristige Motivation fehlt: Von zehn, die ein Krafttraining beginnen, werfen neun schon nach kurzer Zeit die Flinte wieder ins Korn. Die Ursache haben psychologische Studien der Sporthochschule Köln ergründet: Die Ziele werden zu hoch gesteckt und können in der erwarteten Zeit nicht erreicht werden. Außerdem ist das Training eher eintönig und langweilig, gleichzeitig der Aufwand aber relativ hoch. Damit sinkt die Motivation natürlich ganz schnell gegen null.

4. Mit Freude und an der frischen Luft

HIT hingegen nutzt die Akzeptanz und Freude an Ausdauersportarten wie Joggen oder Nordic Walking. So trainiert es den Körper auf eine Weise, die gleichzeitig die roten und die weißen Muskelfasern wachsen lässt. Das Geheimnis ist der Rhythmus zwischen normaler Belastung und plötzlichen hohen Intensitäten – sogenannten Spurts –, die den Muskel extrem belasten und damit die Struktur der Muskelzelle verändern.

Voraussetzung dafür ist, dass die superhohe Intensität mindestens drei Minuten durchgehalten wird – untrainierte Anfänger beginnen mit 20 Sekunden – und danach wieder die „normale" Ausdauerfrequenz folgt. Dieser Wechsel wird drei- bis fünfmal in direkter Folge geübt. In den Intensivphasen wird gezielt vor allem das Wachstum weißer Muskelfasern angeregt, während im normalen Tempo außerhalb der Spurts das Wachstum der roten Fasern stattfindet.

Neu für ein Ausdauertraining – und bisher nicht möglich, weil die Intensitäten nicht hoch genug waren – ist, dass auch die für Kraft und Schnelligkeit zuständigen weißen Fasern, die vornehmlich im Fitnesscenter trainiert werden, nun bei den Spurts im Rahmen von HIT vermehrt werden und es damit auch einen Kraftzuwachs gibt.

Verantwortlich dafür ist der sogenannte katabole Funktionszustand, der erreicht wird, wenn man den Muskel durch Aktivität stark ermüdet und dafür sorgt, dass er sich in den folgenden zwölf bis 72 Stunden erholen kann, um wieder in den anabolen Zustand zurückzukommen.

Katabolismus und Anabolismus

Der Katabolismus (aus dem Griechischen für Kräfteverfall) beschreibt den Abbau von Stoffwechselprodukten. Der Metabolismus besteht aus dem Katabolismus und dem Anabolismus. Also dem Abbau und Aufbau von Stoffwechselprodukten.

Sportler möchten den Katabolismus gerne steuern, weil er einen Abbau der wertvollen Muskelmasse bedeutet. Befindet sich der Körper in einer zu hohen Belastungssituation – nach einem harten Training, bei Stress oder einer Diät –, kann er 40 Prozent des Körpereiweißes für die Energiegewinnung nutzen. Ein solcher Reiz stimuliert den Körper dann wieder, anabol zu werden.

Als Anabolismus wird die Gesamtheit aller aufbauenden Stoffwechselreaktionen bezeichnet, die unter Energieverbrauch ablaufen. Wenn der Trainingsreiz richtig gesetzt wird, baut der Körper nach dem Training über den Ursprungszustand hinaus wieder auf. Die Leistungsfähigkeit wird gesteigert.

5. HIT und optimaler Muskelaufbau

Wer HIT trainiert, wird schnell merken, dass seine Leistungsfähigkeit steigt. Der Grund dafür sind Stoffwechselanpassungen im Muskel. Nach zwölf Wochen lassen sich diese positiven Veränderungen per Biopsie deutlich in der Muskelzelle nachweisen. Was genau passiert da?

Wachstum der Mitochondrien

Anzahl und Größe der Mitochondrien nehmen zu. Mitochondrien, das sind die „Energiekraftwerke" der Muskelzelle, sie sind ausschlaggebend für Ihre Leistungsfähigkeit. Deshalb: je größer und mehr, desto besser. Um zu wachsen und zu arbeiten, brauchen sie Enzyme, also Eiweißprodukte, die Stoffwechselprozesse beschleunigen können. Diese „Tuningchips" vermehren sich bei HI-Trainierenden deutlich.

Höherer Myoglobingehalt

Der Myoglobingehalt im Blut steigt bei Trainierten. Dieser Sauerstoffträger (verantwortlich für die rote Farbe des Bluts) hat ebenfalls einen direkten Einfluss auf die Leistungsfähigkeit des Körpers. Sein Anteil sollte also auch möglichst hoch sein. Und auch er wächst mit HIT.

Größere Glykogendepots

Die intramuskulären Glykogendepots vergrößern sich und damit die Fähigkeit des Muskels, Zucker einzulagern. So steht dem Körper direkt mehr Energie zur Verfügung.

Richtig trainieren

Diese Stoffwechselanpassungen im Muskel werden nur dann ausgelöst, wenn Sie Ihr HI-Training richtig ausführen. Es muss genügend Reiz auf den Muskel ausgeübt werden, damit er die Notwendigkeit empfindet, sich an eine höhere Belastung anzupassen. Wer immer im gewohnten Trott läuft, wird davon nicht profitieren.

Das Gleiche gilt natürlich für alle anderen Anpassungen wie regulierter Blutdruck, verringerte Stresshormonausschüttung oder Ökonomisierung der Herzarbeit – also die Verminderung der Herzschlagzahl in Ruhe und bei Belastung: Das Herz braucht weniger Sauerstoff, schlägt deshalb langsamer und wird rundum besser mit Sauerstoff versorgt. Wie das richtige Training genau aussieht, erfahren Sie ab Seite 129.

IV. Das Geheimnis der Schlankheit

HIT ist eine echte „Schlankheitsformel" – denn HIT ist zurzeit die effizienteste Methode, um Körperfett abzubauen. Da bei dieser Trainingsform Herz, Kreislauf und Muskulatur gleichzeitig gestärkt werden, nehmen Sie ab und bauen zugleich straffende und knackig formende Muskeln auf. Warum HIT so gut funktioniert, schauen wir uns im Folgenden genauer an. Denn das vermeintliche Geheimnis des Schlankseins ist gar keins. Oder anders gesagt: Sie können es lüften und für sich nutzen.

1. Kalorien – auch hier das A und O

Keine Angst – ums Kalorienzählen geht es bei dieser Art des Abnehmens nicht. Dennoch spielen diese Energieeinheiten beim Verständnis dessen, was HIT bewirkt, eine entscheidende Rolle. Im Einzelnen: Während einer HIT-Einheit geht der Körper eine Sauerstoffschuld ein, dadurch kommt es zum sogenannten Afterburneffekt (Nachbrenneffekt): Eine Menge Kalorien werden nämlich erst nach einer Trainingseinheit und nicht während dieser verbrannt. Das bedeutet: Die Stoffwechselrate und damit die Anzahl an Kalorien, die der Körper verbrennt, steigen nach einer HIT-Einheit stark an und bleiben für den ganzen Rest des Tages erhöht. Für eine effiziente Fettverbrennung ist nur interessant, wie viele Kalorien man im Laufe eines Tages verbraucht. Deshalb macht es auch am meisten Sinn, seine HIT-Einheiten direkt nach dem Aufstehen zu absolvieren. Dann haben Sie automatisch für den Rest des Tages einen erhöhten Grundumsatz und verbrauchen mehr Kalorien, auch wenn Sie sich über den Tag dann nicht mehr großartig bewegen.

Ein weiterer Grund, HIT einem herkömmlichem Ausdauer- oder Cardiotraining vorzuziehen: Nach einer HIT-Einheit greift der Körper vermehrt auf Fett als Energielieferant zurück. Es gibt verschiedene Studien, die zum Thema HIT interessante Ergebnisse liefern. So waren zum Beispiel Probanden je zur Hälfte in eine Ausdauertrainings- und eine HIT-Gruppe eingeteilt. Obwohl die HIT-Gruppe während ihrer Einheit weniger Kalorien verbrannte, war ihr Körperfettanteil nach 15 Wochen wesentlich niedriger als bei denen, die ein herkömmliches Cardiotraining absolvierten.

2. Die Fettverbrennungsmaschinen des Körpers

Schauen wir uns genauer an, wie der Körper mit seinem Fett umgeht und wodurch er es schmelzen lässt. Darüber gut Bescheid zu wissen, wird Sie noch leichter trainieren, mit noch mehr Motivation ausgewogen essen und mit noch größerer Überzeugung Ihren Schlaf optimieren lassen. Alles zusammen bringt den Erfolg.

Der Stoffwechsel

Unser Körper ist stets bemüht, eine ausgeglichene Energiebilanz herzustellen. Das heißt, er versucht, den Verbrauch und die Zufuhr von Kalorien auszubalancieren. Die Zufuhr erfolgt über unsere Nahrung, bestehend aus Fetten, Kohlenhydraten, Eiweiß etc. Der Verbrauch wird vom Bedarf an Energie festgelegt: Sie wird für unsere Aktivitäten gebraucht, zugleich benötigt sie der Körper für lebensnotwendige Grundfunktionen wie Atmung, Herzschlag oder Verdauung – wir sprechen von der Stoffwechselrate im Ruhezustand (RMR: resting metabolic rate, metabolische Rate im Ruhezustand) oder dem Grundumsatz. Er wird stark von Körpergewicht, Alter und Geschlecht beeinflusst.

Der Grundumsatz

Die Formel für den Grundumsatz in kcal lautet für einen Mann: 24 kcal mal Körpergewicht in kg. Als Richtwert für einen Tag gibt man also 24 kcal pro 1 kg Körpergewicht an. Ein 80 kg schwerer Mann hat demnach einen Grundumsatz von 1.920 kcal täglich. Bei Frauen liegt er etwa 15 Prozent tiefer, der Faktor ist also 20,4 kcal. Eine 60 kg schwere Frau hat damit einen Grundumsatz von 1.224 kcal.

Den Grundumsatz erhöhen

Die gute Nachricht: Sie können die Höhe Ihres Grundumsatzes aktiv beeinflussen – mit dem HI-Training. Das Zauberwort dafür heißt Muskelaufbau, weil Muskelgewebe mehr Kalorien verarbeitet als Fettgewebe. Das bedeutet: Körper mit vielen Muskelzellen verbrennen mehr Fett als muskelarme Körper – auch wenn Sie sich gerade nicht bewegen.

Arbeitsumsatz

Der Verbrauch wird außerdem vom Arbeitsumsatz beeinflusst, also von unseren täglichen körperlichen Aktivitäten: Bewegung, Arbeit oder Sport. Ein Holzarbeiter verbraucht natürlich mehr als ein Büroangestellter. Davon ausgehend ist die Formel für Ihr Wunschgewicht denkbar einfach: Entspricht die Anzahl der zugeführten Kalorien der Anzahl der verbrauchten Kalorien, befindet sich der Körper im Zustand einer ausgeglichenen Energiebilanz. Das heißt, Sie nehmen weder zu noch ab. Bei einer positiven Energiebilanz – also mehr Zufuhr als Verbrauch – kommt es zur Gewichtszunahme. Übersteigt der Verbrauch jedoch die Zufuhr an Kalorien, nehmen Sie ab.

So einfach? Theoretisch ja, doch praktisch ist es etwas komplizierter. Es genügt nämlich nicht, die zugeführten Kalorien zu addieren und die verbrauchten zu subtrahieren. Zwar ist es verhältnismäßig leicht, die Menge der aufgenommenen Kalorien zu schätzen und gleichzeitig das Verhältnis von Fett, Kohlenhydraten, Proteinen und Ballaststoffen zu bestimmen. Jedoch ist es ungleich schwerer, den Verbrauch zu definieren. Denn es gibt zahlreiche Einflussfaktoren.

Manche davon überschätzen wir gern, andere unterschätzen wir. Beispielsweise werden beim Wunsch abzunehmen Diäten oder kalorienarme Ernährung meist zu hoch bewertet. Verkannt wird hingegen häufig die Rolle der Bewegung beziehungsweise eines Krafttrainings, also die Anregung des Stoffwechsels durch Muskelaufbau. Außerdem zeigen Studien, dass Menschen ihre tägliche körperliche Aktivität fast immer überschätzen, gleichzeitig aber um durchschnittlich 20 Prozent unterschätzen, wie viel sie essen.

Wofür braucht der Körper wie viel Energie?

Einen eher kleinen Beitrag beim Kalorienverbrauch leistet zum Beispiel die Verdauung. Er verhält sich proportional zur Menge der zugeführten Kalorien und hängt von der Menge an Fett, Kohlenhydraten oder Eiweiß pro Mahlzeit ab – es sind etwa zehn Prozent des täglichen Kalorienverbrauchs.

Körperliche Aktivitäten und bewusste Bewegung machen je nach Lebensstil etwa 15 bis 30 Prozent des täglichen Energieverbrauchs aus. Durch einfache Verhaltensänderungen – mit dem Fahrrad oder zu Fuß zur Arbeit kommen statt mit dem Auto, Treppensteigen statt Aufzug fahren – lässt er sich erhöhen. Das heißt: Wer sich viel bewegt, steigert die Stoffwechselrate und beeinflusst damit den Energieverbrauch positiv.

Kalorienverbrauch

Die Tabelle zeigt den Energieverbrauch bei unterschiedlichen Tätigkeiten nach jeweils 15 Minuten. Da das Körpergewicht beim Kalorienumsatz eine Rolle spielt, wird der Verbrauch für Menschen mit 60, 80 und 100 kg angegeben.

Aktivität	60 kg	80 kg	80 kg
Squash	195 kcal	264 kcal	326 kcal
Seilspringen	150 kcal	203 kcal	263 kcal
Skifahren (alpin)	132 kcal	171 kcal	220 kcal
Bergwandern	133 kcal	177 kcal	219 kcal
Schwimmen (1,5 km/h)	126 kcal	174 kcal	225 kcal
Joggen (9 km/h)	125 kcal	175 kcal	225 kcal

Aktivität	60 kg	80 kg	80 kg
Inlineskaten	109 kcal	144 kcal	180 kcal
Rasenmähen	104 kcal	140 kcal	174 kcal
Aerobic	96 kcal	127 kcal	160 kcal
Radfahren (15 km/h)	93 kcal	124 kcal	155 kcal
Federball	90 kcal	121 kcal	149 kcal
Walken	74 kcal	99 kcal	124 kcal
Auto fahren	22 kcal	37 kcal	50 kcal
Fernsehen	18 kcal	27 kcal	35 kcal
Schlafen	13 kcal	17 kcal	19 kcal

Quelle: Barmer GEK (modifiziert)

Die metabolische Rate

Auf die metabolische Rate im Ruhezustand (RMR) entfallen rund 60 bis 75 Prozent der Kalorien, die man täglich verbrennt. RMR ist die Summe aller Stoffwechselvorgänge. Je höher sie ist, desto leichter und schneller verbrennen wir Fett. Zahlreiche Faktoren haben darauf Einfluss: Alter, Gewicht, Geschlecht und Vererbung beispielsweise. Je älter und schwerer jemand ist, desto geringer ist seine metabolische Rate im Vergleich zu jungen und leichten Menschen. Männer haben wegen ihrer größeren Muskelmasse von Haus aus einen höheren Stoffwechsel als Frauen. Es liegt für beide Geschlechter jedoch nahe, den Stoffwechsel aktiv zu beeinflussen: über den Muskelaufbau.

Schlank im Schlaf?

Auch während wir schlafen, verbrennt unser Körper Fett. Um diese Phase möglichst effektiv zu nutzen, müssen verschiedene Voraussetzungen erfüllt sein. Lesen Sie dazu auch Kapitel „Wie Schlafen beim Abnehmen hilft" ab Seite 29. Dazu gehört, zur richtigen Tageszeit die richtigen Nahrungsmittel zu essen. Dabei kommt es auf die optimale Zusammenstellung der Ernährung, insbesondere von Eiweiß und Kohlenhydraten an. Ernährungstipps dazu finden Sie ab Seite 71.

Wer parallel zur ausreichenden Regeneration und optimalen „Stoffwechsel-Ernährung" ein effizientes HI-Training absolviert, erfüllt alle wichtigen Bedingungen für einen schnellen und nachhaltigen Abnehmerfolg. Das Abnehmen passiert dann wirklich (auch) im Schlaf.

Die Muskeln

Den größten Einfluss auf den Stoffwechsel hat die Zusammensetzung des Körpers: Wie hoch sind jeweils der Fett- und der Muskelanteil? Muskeln sind metabolisch (also den Stoffwechsel betreffend) deutlich aktiver als Fett. Sie verbrennen pro Pfund und Tag 30- bis 50-mal mehr Kalorien. Nehmen Sie also an Fettanteil zu, wird sich das auf Ihre RMR nicht auswirken. Wächst allerdings Ihre Muskelmasse, wird sich Ihre Stoffwechselrate entsprechend erhöhen.

Wiederum das Fazit: Muskelaufbau

Auch dass die RMR mit zunehmendem Alter sinkt – etwa ab 30 alle zehn Jahre um zwei bis drei Prozent –, liegt hauptsächlich daran, dass die Muskelmasse abnimmt. Und dem können Sie mit einem konsequenten körperlichen Training entgegenwirken. HIT eignet sich aufgrund des kombinierten Kraft- und Ausdauertrainings hervorragend, den Muskelschwund auszugleichen und damit einen regen Stoffwechsel zu erhalten.

Bei den meisten Sportarten ist der Reiz auf die Muskeln nicht hoch genug, um den Stoffwechsel spürbar zu beeinflussen. Zwar kann beispielsweise intensives Sprinttraining das gleiche Ergebnis erzielen wie intensives Krafttraining. Doch 30 Minuten Joggen bei 60 Prozent Ihrer maximalen Leistungsfähigkeit (auf der Borgskala von Seite 122 wäre das die Stufe 4 bis 5, das heißt, Ihr Atem geht recht schwer oder schwer) wird sich kaum dauerhaft auf Ihre metabolische Rate auswirken. Das dadurch angeregte Muskelwachstum ist zu gering.

Noch einmal zusammengefasst: Der Verbrauch von Kalorien wird sowohl von ausreichend Schlaf, der Nahrungsaufnahme als auch von körperlichen Aktivitäten beeinflusst. Doch den größten Einfluss hat unsere metabolische Rate – der Stoffwechsel in Ruhe. Er wiederum ist abhängig vom Gewicht und der vorhandenen Muskelmasse. Je mehr fettfreie Masse desto effizienter der Stoffwechsel. Der beste Weg, Fett in Muskeln umzuwandeln, ist Krafttraining. Gleichzeitig hilft Ausdauertraining hervorragend dabei, das Gewicht zu reduzieren. Daraus folgt: HIT mit seinen speziell gewählten Trainingsumfängen und Trainingsintensitäten für Muskelaufbau und Ausdauer ist die ideale Methode, die nicht nur Spaß macht. Sie ist auch der effizienteste Weg zu dauerhaftem Wunschgewicht.

Körpereigene Botenstoffe

Eine dritte Fettverbrennungseinheit des Körpers wollen wir uns auch noch kurz anschauen: Das von Wissenschaftlern entdeckte Interleukin-6 (IL-6) lässt das Fett schmelzen. Denn dieser Botenstoff regt das Fettgewebe an, Energie zu verbrennen, also Fett abzubauen. Die Leber bekommt die Botschaft, verstärkt Zuckerdepots abzubauen. Forschungsarbeiten der dänischen Wissenschaftlerin Bente Pedersen haben gezeigt, dass intensive Muskelarbeit die Konzentration von Interleukin-6 im Blut extrem steigert. Die Muskeln schütten den Botenstoff dann vermehrt aus und ermutigen damit andere Organe, Energie zu verbrennen.

Neben ihrer Funktion als „Fettverbrennungsbotschafter" agieren die IL-6-Moleküle als Kurierzellen, die dafür sorgen, dass Botenstoffe von einer Zelle zur anderen getragen werden. Sie sind damit auch Voraussetzung für ein effektives Vorgehen unseres Immunsystems gegen Eindringlinge.

Wichtig ist, die Ausschüttung des IL-6 dosiert zu erhöhen. Eine unkontrollierte Steigerung würde schnell das Immunsystem überfordern und das auch als „Entzündungsmediator" bekannte IL-6 würde beispielsweise Schnupfen, Husten oder Heiserkeit begünstigen. Das HI-Training ist exakt darauf abgestimmt, die für die Fettverbrennung günstigen Eigenschaften des Botenstoffs zu nutzen und die unerwünschten Einflüsse auf das Abwehrsystem des Körpers zu vermeiden.

Fazit: Gut trainierte Muskeln schütten reichlich von dem Botenstoff IL-6 aus, der im Körper dafür sorgt, dass Energie (Fett, Zucker) verbrannt wird. Er trägt außerdem die Botschaften von einer Immunzelle zur nächsten und stärkt damit das Immunsystem.

Gut trainierte Muskeln produzieren aber auch verstärkt den Botenstoff VEGF (= *Vascular Endothelial Growth Factor*). Er besteht aus Proteinen und Kohlenhydraten. Seine Aufgabe ist es, die Zellmembran zu stabilisieren und die Zellfunktionen zu optimieren. Das heißt, VEGF regt auch das Wachstum neuer Blutgefäße und somit den Ausbau der Transportwege für die den Körper versorgenden Stoffe an – die feinsten Verästelungen der Adern, sogenannte Kapillare. HIT erhöht also die Kapillardichte – mit weiteren positiven Folgen für den Körper. Denn ihm steht durch die erweiterten Kapillare, die beim Training zudem intensiv geöffnet werden, deutlich mehr Sauerstoff zur Verfügung als vorher. Das steigert seine Leistungsfähigkeit spürbar und lässt ihn noch mehr Fett verbrennen.

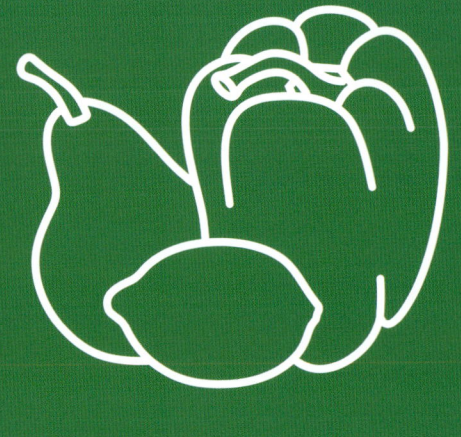

Wie die richtige Ernährung beim Abnehmen hilft

Wie die richtige Ernährung beim Abnehmen hilft

Die Kombination aus ausreichend Schlaf, muskelfördernder Bewegung mit HIT und gesunder Ernährung ist unschlagbar beim Wunsch, Gewicht zu reduzieren und die Leistungsfähigkeit des Körpers zu steigern. Denn Gesundheit lässt sich nur ganzheitlich betrachten. Wie eine ausgewogene Ernährung aussehen kann, die die positiven Schlaf- und HIT-Effekte bestens unterstützt, lesen Sie hier.

Schon mit einfachen Veränderungen Ihrer Essgewohnheiten können Sie Ihr Körpergewicht um fünf bis zehn Prozent reduzieren. Mit Hilfe unseres Sechs-Wochen-Programms (ab Seite 151) verbessern Sie vom ersten Tag an Ihre Stoffwechsellage und Sie haben eine langfristige Ernährungsstrategie, um erfolgreich abzunehmen und Ihr Wunschgewicht zu halten.

I. Bereit für die Veränderung?

Die eigenen Ess- und Trinkgewohnheiten von einem Tag auf den anderen zu ändern, fällt nicht leicht. Schließlich sind Essen und Trinken Verhaltensweisen, die vor allem von unseren Gefühlen gesteuert werden und unserem freien Willen nur begrenzt zugänglich sind. Misserfolge, Abbruch eines Gewichtsreduktionsprogramms und Rückfälle in die alten Gewohnheiten sind deshalb bei vielen Abnehmprogrammen beileibe nicht die Ausnahme, sondern eher die Regel. Und das, obwohl eine Gewichtsabnahme einen enormen Einfluss auf Lebensqualität, Gesundheit und das psychische Wohlbefinden hat. Nicht selten handelt es sich sogar um eine lebensverlängernde Maßnahme. Wichtig bei unserem Ernährungsprogramm sind deshalb die folgenden Punkte:

- Alltagstauglichkeit: Jedes Ernährungsziel muss auch im stressigsten Alltag umzusetzen sein. Die Ernährungsziele müssen einfach und verständlich, auch außer Haus durchführbar und ein Leben lang anwendbar sein. Der Essgenuss bleibt erhalten.
- Gesundheitliche Unbedenklichkeit: Die Nährstoffversorgung ist ausgewogen und umfassend. Beim Abnehmen muss das Körpereiweiß geschont und nur das Körperfett soll abgebaut werden. Die Entwicklung von Essstörungen wird vermieden. Das Programm ist wissenschaftlich begründbar.

- Ohne Motivation geht gar nichts. Seinen Bauch in Angriff zu nehmen erfordert eine Umstellung von eingeschliffenen Lebensgewohnheiten. Dies ist nur mit einer soliden Motivation und einem guten Gefühl möglich.
- Eine Gewichtsreduktion und das Halten des Wunschgewichts ist kein kurzfristiges Projekt, sonst ist es aussichtslos. Ein lang anhaltender Erfolg ist nur mit der Umsetzung von Ernährungszielen möglich, die ein Leben lang umgesetzt werden können. Und: Eine dauerhafte Senkung des Körpergewichts ist nur langsam und in kleinen Schritten zu erreichen.

Die Sache mit dem Schweinehund

Gespräch mit Diplompsychologe Dr. Michael Gestmann zum Thema, warum es für die Erhaltung der Gesundheit notwendig ist, seinen Lebensstil zu ändern, und warum das so schwer ist.

Herr Dr. Gestmann, viele Menschen sind übergewichtig und wollen abnehmen – warum tun sie es nicht einfach?
Michael Gestmann: Weil es mit dem „einfach tun" nicht getan ist. Schließlich geht es darum, dass ein Mensch, der abnehmen möchte, sein über Jahrzehnte entwickeltes Entspannung-, Bewegungs- und Ernährungsverhalten verändern muss. Das geht aber nicht so einfach und schon gar nicht von heute auf morgen.

Warum ist eine Lebensstiländerung so schwer?
Gestmann: Veränderung ist harte Arbeit. Das ist den meisten nicht klar, wenn sie beschließen „So kann es nicht weitergehen!". Stattdessen machen sie sich falsche Hoffnungen. Sie überschätzen das Ausmaß der möglichen Veränderung, sie unterschätzen die Zeit, die es dauert, bevor Bewegung in die Sache kommt, und sie sind überzeugt, dass sie allein mit Willenskraft erreichen können, was sie wollen. Dieses false-hope-syndrome ist der Hauptgrund, weshalb gute Vorsätze, etwa beim Abnehmen, scheitern. Nicht umsonst sagt der Volksmund: „Der Vorsatz ist ein Gaul, der häufig gesattelt, aber selten geritten wird."

Haben wir mit den Nomaden von vor 40.000 Jahren nicht nur den Stoffwechsel gemein, sondern auch die Psyche?

Gestmann: Die Neurowissenschaften belegen, dass wir Menschen in der Tat sehr viel stärker vom „Reptiliengehirn", dem limbischen System, und weniger vom „vernünftigen" Neokortex gesteuert werden. Noch wichtiger ist aber, dass unserem Körper, unserem Gehirn und unserem Verhalten die Tendenz zu eigen ist, innerhalb bestimmter enger Grenzen gleich zu bleiben und in diesen Bereich zurückkehren zu wollen, sobald Veränderungen stattfinden. Und das ist auch gut so. Stellen Sie sich vor, Ihre Körpertemperatur würde sich um zehn Prozent nach oben oder unten verändern – Sie wären sofort in Schwierigkeiten. Dieser innere Widerstand gegenüber Veränderungen wird Homöostase genannt, das Ziel ist der Zustand der Ausgeglichenheit.

Was bedeutet das konkret?

Gestmann: Angenommen, Sie haben sich in den letzten 20 Jahren wenig bewegt und wollen nun aktiv werden. Mit viel Tatendrang beginnen Sie zu laufen. Plötzlich merken Sie, wie Ihr Körper reagiert und Warnsignale aussendet. „Achtung! Achtung! Starke Veränderungen in Atmung, Herzfrequenz, Stoffwechsel. Was auch immer Sie tun, hören Sie sofort auf damit." Zu bedenken ist, dass die Homöostase keinen Unterschied macht zwischen dem, was Sie eine Veränderung zum Guten nennen, und einer Veränderungen zum Schlechten. Sie widersetzt sich jeder Veränderung. Nach 20 Jahren ohne Bewegung hält Ihr Körper ein Leben im Sitzen für normal.

Was ist eigentlich der innere Schweinehund? Warum ist er so ein hartnäckiger Begleiter?

Gestmann: Der innere Schweinehund ist eine innere Instanz, die es davon zu überzeugen gilt, dass eine gesunde Ernährung und regelmäßige Bewegung deutlich gesünder sind, als sein Leben als ‚Couchpotato' zu verbringen. Weil das alleine oft schwierig ist, empfiehlt es sich, die nötige Unterstützung beispielsweise bei Gleichgesinnten zu holen, etwa bei Freunden und Kollegen, die ebenfalls abnehmen und fitter werden möchten.

Welche Faktoren begünstigen eine Änderung im Ernährungsverhalten?

Gestmann: Wer sein Ernährungsverhalten ändern will, sollte dies stets sukzessive und in kleinen Schritten in Angriff nehmen, damit sich die Homöostasen neu einstellen. Man sollte aber weiterhin mit Widerständen rechnen – auch von außen, etwa von Familienangehörigen, Freunden, Kollegen. Denn wenn ein Teil eines Systems (Sie) sich ändert, sollte sich auch das restliche System (die anderen) ändern. Es ist das Wirken der Homöostase. Es empfiehlt sich daher, sich ein unterstützendes System von Menschen aufzubauen, die Mut machen und motivierend unterstützen.

Welche Faktoren begünstigen eine Änderung im Bewegungsverhalten?

Gestmann: Natürlich trifft auch hier das zu, was ich zum Ernährungsverhalten gesagt habe. Generell gilt es für Verhaltensänderungen, sich realistische, erreichbare Ziele zu setzen, die konkret beschrieben werden, etwa „Jeden Montag- und jeden Freitagnachmittag gehe ich 20 Minuten joggen". Man sollte sich der Vorteile des geänderten Lebensstils bewusst sein, weniger möglicher Nachteile. Also „Wenn ich fitter bin, bin ich für viele Menschen attraktiver" statt „Wenn ich abnehmen will, kann ich nicht mehr mit meinen Freunden essen gehen". Am besten werden kurz-, mittel- und langfristige Teilziele formuliert. Dann hat man häufiger Grund, sich selbst zu loben, wenn Ziele erreicht werden. Und das erleichtert es, dran zu bleiben und das Üben zu verstetigen. Hilfreich ist es, sich sein Ziel innerlich und bildhaft vorzustellen. Das spornt an. Ganz entscheidend ist es, einen Weg zu wählen, der dem eigenen Naturell und den individuellen Vorlieben entspricht. Und natürlich gilt es zu lernen, Widerstände zu überwinden und auch bei Rückschlägen durchzuhalten.

Wird die Lebensstiländerung irgendwann normal?

Gestmann: Ja, mit der Zeit wird eine Lebensstiländerung normal, weil sich die Homöostasen entsprechend neu justiert haben. Nach etwa einem halben Jahr sind wichtige Hürden genommen. Dennoch besteht in diesem Stadium die Gefahr, in das alte Verhalten zurückzufallen. Doch mit Zuversicht und Unterstützung beispielsweise durch einen Onlinecoach oder Freunde gehen die neuen Verhaltensweisen mehr und mehr in Fleisch und Blut über. Und es gibt dann auch nicht mehr die Versuchung, das alte Verhalten wieder aufzunehmen. Es entsteht ein neues Ich.

Sind manche Menschen einfach nur willensschwach? Oder hat es mit dem Willen gar nicht so viel zu tun?

Gestmann: Jeder kennt wohl schöne Ausreden, um sich beispielsweise erfolgreich vor sportlicher Betätigung zu drücken. Zeitmangel etwa ist so ein Argument. Doch man sollte sich in diesem Moment bewusst machen: Alles, was ich morgen mache, ist nicht gemacht. Außerdem: Welches ist Ihr wichtigstes System? Ihr Körper. Und wie viele Minuten pro Woche ist Ihnen das System wert? Hoffentlich mehr, als Sie für Ihr Auto aufwenden. Bereits wenige Minuten Bewegung und Alltagsfitness wie Treppensteigen wirken sich gesundheitlich positiv aus. Das ist wie beim Sparen. Es rentiert sich schon, einen Euro am Tag in die Sparbüchse zu werfen, um später davon zu profitieren.

Wie verändert sich das Selbstwertgefühl bei Gewichtsabnahme?

Gestmann: Besonders bei Frauen ist das Selbstwertgefühl sehr stark abhängig von Figur und Gewicht. Daher steigt es, wenn die Pfunde purzeln. Frauen, aber auch Männer empfinden sich als attraktiver und selbstsicherer. Da ein starkes Übergewicht in unserer Gesellschaft negativ attribuiert ist und Dicken häufig Willensschwäche attestiert wird, ist es verständlich, wenn Menschen, die es schaffen abzunehmen, zufriedener mit sich und ihrem Leben werden. Frauen benutzen übrigens häufiger gesundheitsschädliche Abnehmpraktiken als Männer. Dies zeigt, unter welchem enormen inneren Druck sie stehen.

Warum ist die Philosophie von Dr. Dr. Despeghel sinnvoll?

Gestmann: Sie überzeugt mich aus psychologischer Sicht, weil sie niemanden überfordert und leicht in den Alltag zu integrieren ist, selbst bei wenig Zeit. Dadurch ist die Wahrscheinlichkeit deutlich höher als bei anderen Abnehm- und Bewegungsprogrammen, dass die Aufgaben und Übungen so lange durchgehalten werden, bis sich der Lebensstil tatsächlich verändert hat.

1. Realistische Ziele anpeilen

Der oder die klassische „Bauchträger/-in" hat in der Regel schon den ein oder anderen fehlgeschlagenen Abnehmversuch hinter sich und trägt nach wie vor Bauch. Das nagt am Selbstwertgefühl. Schließlich beginnt er oder sie, an seiner bzw. ihrer Willenskraft zu zweifeln und glaubt, ein aussichtsloser Fall zu sein. Der Frust ist oft so groß, dass völlig unrealistische Ziele angepeilt werden und versucht wird, radikal zu viel in zu kurzer Zeit abzunehmen. Demnach lautet die durchschnittliche Zielsetzung von Abnehmwilligen, dass sich 33 Prozent des Körpergewichts in wenigen Monaten in Luft auflösen sollten. Auch wenn ein solcher Anspruch unrealistisch ist, sorgt der Misserfolg für eine massive Unzufriedenheit. Dabei hat der klassische „mäßig Übergewichtige" meist auch einige Jahre gebraucht, um sich den Bauch anzufuttern.

2. Die eigene Lebensstil-Biografie erkennen

Es gibt verschiedene Szenarien, innerhalb derer sich eine Gewichtszunahme manifestieren kann. Wer in seiner Freizeit entspannt und das auch noch mit dem Genuss von Süßigkeiten, Chips oder Alkohol anreichert, sorgt für einen stetigen Anstieg des Körpergewichts, der durch natürliche Alterungsprozesse noch unterstützt wird. Der andere hat einen anspruchsvollen, stressigen Job und isst zu häufig, zu schnell oder unkontrolliert. Wieder ein anderer schleppt seit Kindheit und Jugend ein paar Pfunde zu viel mit sich herum, die mit der Zeit immer mehr werden. An vielen Frauen bleiben die „Schwangerschaftspfunde" noch Jahre nach der Geburt der Kinder hängen. Andere genießen mit dem Partner regelmäßige Schlemmerrituale, die den Körper immer üppiger werden lassen.

Wie sich Essgewohnheiten entwickeln

Wir erlernen von klein auf ein bestimmtes Essverhalten. Dazu gehören gesunde Gewohnheiten wie beispielsweise das tägliche Ritual eines gemeinsamen Frühstücks für einen guten Start in den Tag, aber auch ungesunde Gewohnheiten wie der Griff zur Schokolade, wenn einen die Kollegen oder die Kinder nerven, oder nach einem Glas Bier mit einer üppigen Brotzeit am Ende eines stressreichen Arbeitstages. Gerade die Verbindung von Essen und Trinken mit angenehmen Gefühlen, wie Entspannung, Zuwendung und Selbstbelohnung, spielt eine wichtige Rolle bei der Entwicklung eines individuellen Essverhaltens. Diese Gefühle sind nicht zu unterschätzen, wenn es darum geht, ein Verhalten zu ändern, dass man seit Jahren Tag für Tag gepflegt hat. Sie können sich bei allen guten Vorsätzen zu einer ernstzunehmenden Bremse auf dem Weg zu einer besseren Figur entwickeln.

Die Rolle unserer Gefühle

Wie wir uns verhalten, aber auch wie wir (um-)lernen, hängt vor allem mit unserem Umgang mit den eigenen Gefühlen zusammen. Unser Gehirn nimmt unentwegt Einflüsse von außen auf und verarbeitet sie. Manche Impulse empfinden wir als positiv. Diese sind dann so stark, dass sie verankert und als Erfahrungen oder Gewohnheiten immer wieder abgerufen werden. Ob wir also bereit sind, einen Impuls zu festigen, hängt allein davon ab, wie wir uns während des Lernprozesses fühlen. Wenn wir uns also beispielsweise leichter und unbeschwerter fühlen, weil es uns gelingt, mehr Gemüse und Obst zu essen, verankert sich dieser Impuls und kann zu einer neuen, automatisch abrufbaren Verhaltensweise werden. Verunsichert uns ein Impuls oder stresst er uns, weil wir beispielsweise eine Woche lang nur Ananas essen dürfen (Ananas-Diät), so ist der Impuls negativ belegt und kann sich nicht verankern.

Programmieren Sie sich positiv!

Die Kunst bei jeder Umgewöhnung ist, so weiß man aus der Verhaltenstherapie, dass man jeder neuen Verhaltensweise etwas Positives abgewinnen muss. Sie muss glücklich machen und uns mit Stolz erfüllen. Außerdem erfolgt jeder Lernprozess über einen längeren Zeitraum.

Dann sollte das neue Verhalten auch nicht zu verschieden zum bisher geübten Verhalten sein. Das heißt, die Diskrepanz zwischen Soll und Ist sollte so minimal wie möglich sein. Wenn Sie also, um im Beispiel zu bleiben, bisher unregelmäßig Obst und Gemüse auf dem Speiseplan hatten, dann kaufen Sie sich die Sorten, die Ihnen am besten schmecken. So fällt es leichter, das gesunde Grünzeug regelmäßig auf dem Teller zu haben. Auf diese Weise wird etwa die Umsetzung eines Ernährungsziels realistisch.

Jedes unserer Wochenziele im Rahmen des Sechs-Wochen-Programms (ab Seite 151) ist einfach realisierbar und bietet vom ersten Tag an ein Mehr an Genuss und Lebensqualität. Die Zentimeter, die um die Taille schwinden, machen Sie attraktiver und beweglicher. Das alles sorgt für gute Gefühle und die sind der Ansporn dazu weiterzumachen, am besten, weit über das Programm hinaus.

3. Check: Ihre Ernährungsgewohnheiten

Nehmen Sie in einem ersten Schritt sich und Ihre Ess- und Trinkgewohnheiten unter die Lupe. Wenn es Ihnen gelingt, sich die emotionalen Themen bewusst zu machen, die hinter Ihrem Essverhalten stecken, können Sie die eine oder andere Falle vermeiden. Außerdem hilft Ihnen das in den nächsten Wochen dabei, wieder zunehmend Kontrolle über sich und Ihre Ernährungsgewohnheiten zu gewinnen. Klären Sie auch, welche Wertvorstellungen, Denkmuster und Erwartungen bei Ihnen zur Gewichtszunahme geführt haben. Beantworten Sie dafür die folgenden Fragen so ausführlich wie möglich. Hilfreich ist auch, wenn Sie Ihre Antworten notieren. Diese Notizen können Ihnen in den nächsten Wochen eine gute Stütze sein.

- Welche Rolle spielten Essen und Trinken in Ihrer Kindheit und Jugend?
- Welche Rolle spielt Ernährung heute in Ihrem Leben/in Ihrer Beziehung/Familie?
- Gab es eine Zeit, in der Sie sich richtig wohl gefühlt haben mit Ihrem Körper? Wenn ja, wann und unter welchen Umständen.
- Mögen Sie sich in Ihrem jetzigen körperlichen Zustand?
- Welche Vorbilder haben Sie? Wie möchten Sie gerne aussehen?
- Welche Auswirkungen hat Ihr derzeitiger Lebensstil (Arbeit, Essen und Trinken, Bewegung, Entspannung) auf Ihr Wohlbefinden?
- Wie fühlen Sie sich mit Ihrem derzeitigen Ess- und Bewegungsverhalten?
- Wie wichtig ist Ihnen Ihre Gesundheit? Welche vorbeugenden Maßnahmen treffen Sie regelmäßig (z.B. gesund essen, regelmäßige körperliche Aktivität, Entspannungs- oder Kreativitätstechniken, Körperpflege, Wellness, Urlaub in der Natur)
- Wie entspannen Sie sich nach einem anstrengenden Tag?
- Was essen/trinken Sie am liebsten? Nennen Sie drei Ihrer Lieblingsessen?
- Welche Ernährungs- und Trinkgewohnheiten belasten Sie und verursachen Ihnen Unbehagen?
- Wenn Sie Ihre Essgewohnheiten umstellen: Welche Auswirkungen auf Ihren Alltag wird das haben? Welche Vor- und Nachteile haben Sie davon?
- Stellen Sie sich vor, Sie essen gesund, ohne dass Ihnen dabei etwas fehlt? Wie geht es Ihnen damit?

4. So bleiben Sie dran!

Mit dem Ernährungscheck konnten Sie sich klar machen, woher bestimmte ungünstige Ernährungsgewohnheiten stammen und wie diese Sie im Alltag und in Ihrem Selbstbild beeinflussen. Ganz wichtig, bevor Sie überhaupt damit anfangen, Ihre Ernährung umzustellen, ist es jetzt, eine positive Haltung zu gewinnen. Und zwar nicht nur bezüglich Ihres Sechs-Wochen-Programms, sondern auch Ihrer Persönlichkeit und Ihrem Körper gegenüber.

Lernen Sie sich so zu schätzen, wie Sie jetzt sind, auch wenn Sie mit Ihrer Figur momentan unzufrieden sind. Verbannen Sie alle negativen Gefühle hinsichtlich Bauch und Bauchfett. Das wird Ihnen dabei helfen, Ihre Pläne durchzuhalten. Denken Sie daran, dass eine Diät um jeden Preis überhaupt nichts bringt. Stattdessen helfen wir Ihnen, sich mit dem Sechs-Wochen-Programm mit Köpfchen zu ernähren.

Warum Wochenziele?

Aus der Verhaltenstherapie wissen wir, dass ein Ziel nur erreicht werden kann, wenn es in kleine, machbare Schritte zerlegt wird. Keiner besteigt untrainiert einfach so einen hohen steilen Berg. Und Überforderung ist Gift bei jeder erfolgreichen Änderung des Lebensstils. Nur wenn ein (kleines!) Ziel auch erreicht wird, verankert sich die Erfahrung positiv im Gehirn, erhöht das Selbstwertgefühl und lässt sich im Anschluss leichter als Gewohnheit in den Alltag einbauen. Gerade wenn Sie im Alltag dazu neigen, zu hohe Ansprüche an sich und Ihre Leistungsfähigkeit zu stellen, fahren Sie einen Gang runter. Erlernen Sie die Kunst der Langsam- aber Stetigkeit!

TIPP

Erzählen Sie anderen von Ihrem Vorhaben. Sprechen Sie unbedingt mit Ihrer Partnerin/Ihrem Partner darüber, damit sie oder er Sie auch unterstützen und nicht unnötig in Versuchung führen. Berichten Sie auch Ihren Freunden und Kollegen von Ihrem Plan und halten Sie sie auf dem Laufenden. So bekommen Sie unter Umständen wertvolle Unterstützung und Sie verpflichten sich selbst zu konsequentem Durchhalten.

In unserem Sechs-Wochen-Programm (ab Seite 151) haben wir für jede Woche ein einfaches Ernährungsziel formuliert. Diese bauen aufeinander auf und Sie wissen zum Abschluss des Programms, wie Sie sich im Idealfall weiter ernähren sollten, um entweder weiter abzunehmen oder Ihr Gewicht zu halten.

II. Alles, was Sie essen dürfen

Um Ihren Körper mit allen notwendigen Nährstoffen zu versorgen und damit der Genuss nicht zu kurz kommt, empfiehlt sich eine abwechslungsreiche, ausgewogene Mischkost. Denn es gibt kein Lebensmittel, das Sie mit allen lebenswichtigen Nährstoffen gleichzeitig versorgt. Grundsätzlich stehen ab der ersten Woche Gemüse und Obst kombiniert mit fettarmen Milchprodukten, Pflanzenölen und Vollkorngetreideprodukten, magerem Fleisch und Fisch sowie ausreichend Flüssigkeit auf dem Plan. Sie müssen keineswegs alle Lebensgewohnheiten umkrempeln und nach starren Regeln einkaufen und essen. Es geht vor allem darum, dass Sie lernen, sich mit wertvolleren Nahrungsmitteln zu ernähren, und qualitativ minderwertige Nahrungsmittel aus Ihrem Speiseplan streichen. Nur so werden Sie Ihren Bauchumfang erfolgreich nach und nach auf ein vernünftiges Maß einschrumpfen.

1. Die wichtigsten Nährstoffe

Um unseren Körper optimal mit Energie zu versorgen und um schlank und fit zu bleiben bzw. es wieder zu werden, brauchen Sie bestimmte Nährstoffe. In Anbetracht der vielfältigen Stoffwechselreaktionen sind das erstaunlich wenige: Kohlenhydrate, Fette und Eiweiß. Vitamine und Mineralstoffe sollten natürlich auch in unserer Nahrung stecken; sie dienen als zusätzliche Mittler- oder Hilfssubstanzen, damit der Prozess der Energiegewinnung überhaupt ablaufen kann. Diese Energie benötigen wir für alle Wachstums- und Erneuerungsprozesse im Körper.

Eiweiß

Eiweiß spielt als Energiequelle und als Aufbaustoff für alle Körperstrukturen, Gewebe und Muskelzellen eine maßgebliche Rolle. Nahrungseiweiß wird im Eiweißstoffwechsel in Aminosäuren aufgespalten und in körpergerechtes Eiweiß umgewandelt. Unser Körper benötigt 22 verschiedene

Aminosäuren, wovon wir neun regelmäßig über die Nahrung aufnehmen. Zudem gelten proteinreiche Nahrungsmittel als Fettverbrenner. Denn der Körper muss viel Energie aufwenden, um etwa aus einem Hähnchenbrust-filet körpereigenes Eiweiß herzustellen. Pro vier Kilokalorien Protein muss der Körper eine Kilokalorie aus seinen Fettdepots herausrücken! Entscheidend dabei ist allerdings die Eiweißquelle und die Balance zwischen tierischen und pflanzlichen Proteinen. Denn während zu viel tierisches Eiweiß den Körper übersäuert, greift zu wenig hochwertiges pflanzliches Eiweiß das Immunsystem an und beschleunigt Alterungsprozesse.

- Tierisches Eiweiß kann der Körper grundsätzlich gut verwerten, da es in seiner Struktur sehr dem menschlichen Eiweiß ähnelt. Fisch hat sich besonders bewährt, noch vor Sojaprodukten oder magerem Geflügel.
- Pflanzliches Eiweiß hat den Vorteil, dass es meistens fettfrei ist: Hier sind vor allem Sojabohnen und andere Hülsenfrüchte gute Lieferanten. Empfehlenswert ist eine ausgewogene Mischung an tierischen und pflanzlichen Eiweißen.

Ein Gramm Eiweiß entspricht 4,1 Kilokalorien.
→ Tagesration: 2,2 g pro kg Körpergewicht

Kohlenhydrate
Sie sind die wichtigsten Energieträger. Kohlenhydrate bestehen aus Zuckermolekülen. Es gibt Einfachzucker (z.B. Trauben- und Fruchtzucker), Zweifachzucker (z.B. Milch- und Malzzucker, Rohr- und Rübenzucker, Kristall- oder Haushaltszucker) und Mehrfachzucker, die sogenannten komplexen Kohlenhydrate (z. B. in Stärke oder Ballaststoffen aus Kartoffeln, Mais oder Getreide). Aus allen Kohlenhydraten bildet der Körper Glukose als Futter für die meisten Körperzellen, Gehirn, Muskeln und Nerven.

Bei einer kohlenhydratreichen Ernährung steigt der Blutzuckerspiegel an, parallel dazu der Insulinspiegel. Doch nicht alle Kohlenhydrate wirken sich gleich auf den Blutzuckerspiegel aus. Je schneller ein Kohlenhydrat zu einzelnen Glukosemolekülen verdaut wird, wie bei den ein- und zweikettigen Kohlenhydraten, desto schneller und höher steigt der Blutzuckerspiegel und wir bekommen wieder Hunger. Für die komplexen Kohlenhydrate braucht die Leber viel länger, um sie in Glukose umzuwandeln, und das Sättigungsgefühl hält an. Enthalten sind diese gesunden Energieträger in Vollkornprodukten, Getreide und Gemüse.

Ein Gramm Kohlenhydrate entspricht 4,1 Kilokalorien.
→ Tagesration (abhängig vom Energieverbrauch/Grundumsatz):
4,4 bis 5,5 g pro kg Körpergewicht

TIPP

Ballaststoffe stecken in Vollkornprodukten, Reis oder in Gemüse. Sie stärken unser Immunsystem im Darm und regen ihn zu verstärkter Tätigkeit an. Außerdem helfen sie dabei, den Cholesterinspiegel zu regulieren und eine Insulinüberproduktion zu reduzieren. So bleiben wir lange satt und haben gleichzeitig einen niedrigen Blutzuckerspiegel.

Fette

Fett ist der energiereichste Nährstoff für den Organismus und macht im Übermaß genossen am schnellsten dick. Dabei dienen Fette der Hormonproduktion, helfen bei der Aufspaltung von bestimmten Vitaminen, dem Zellaufbau und der Immunabwehr. Um gesund zu bleiben, benötigen Sie Fett auf jeden Fall. Vom chemischen Aufbau her sind alle Fette gleich. Sie bestehen aus Glyzerin und drei – sehr unterschiedlichen – Fettsäuren.

- Gesättigte Fettsäuren stecken vor allem in tierischen Fetten. Vorsicht, sie sind in vielen Nahrungsmitteln versteckt!
- Ungesättigte Fettsäuren müssen wir mit der Nahrung aufnehmen, da unser Körper sie nicht selbst herstellen kann. Dazu gehören die Omega-3- und Omega-6-Fettsäuren. Erstere stecken vor allem in fetten Kaltwasserfischen (Hering, Lachs, Makrele, Thunfisch), mit Grünfutter aufgezogenen Rindern und Wildfleisch. Ihre Vorläufer finden sich auch in Raps- und Leinöl, Walnüssen und grünem Blattgemüse. Omega-3-Fettsäuren wirken günstig auf das HDL-Cholesterin. Omega-6-Fettsäuren dagegen stecken in Getreide sowie in Sonnenblumen-, Distel-, Soja- oder Weizenkeimöl. Achten Sie im Alltag auf die Verwendung von mehrfach ungesättigten Fettsäuren.
- Einfach ungesättigte Fettsäuren findet man in Oliven, Nüssen und Samen sowie Avocados. Zwar kann sie der Körper aus anderen Fetten herstellen, trotzdem sollten Sie mehr davon essen, weil die einfach ungesättigten Fettsäuren alle Blutfettwerte positiv beeinflussen.

Ein Gramm Fett entspricht neun Kilokalorien.
→ Tagesration: 1 g pro kg Körpergewicht

TIPP

Transfettsäuren entstehen bei industriellen Verarbeitungsprozessen und wirken sich negativ auf das Verhältnis von „schlechtem"(HDL-) und „gutem"(LDL-) Cholesterin aus. Verzichten Sie deshalb auf Transfettsäuren. Sie finden sich vor allem in industriell gehärteten Pflanzenfetten, in vielen Süßigkeiten, Pommes frites und einigen Margarinesorten. Achten Sie beim Einkaufen auf die Angabe „gehärtete pflanzliche Fette" in der Zutatenliste.

Vitamine, Mineralstoffe und Spurenelemente

Vitamine verfügen selbst über keinen Energiewert, leisten aber trotzdem einen ganz wesentlichen Beitrag bei der Energiegewinnung. Sie unterstützen zahlreiche Körperfunktionen und das Immunsystem. Da wir sie nicht selber herstellen können, sind wir auf ihre Zufuhr angewiesen.

Mineralstoffe sind anorganische Bestandteile der Nahrung. Sie sind unentbehrlich für den Aufbau von Körpersubstanzen. Zu den Spurenelementen gehören Kupfer, Eisen, Selen, Fluor, Mangan, Jod, Chrom und Zink. Sie entgiften unseren Körper und sorgen für ein gesundes Immunsystem.

Insbesondere um das wertvolle Eiweiß zu verwerten, brauchen wir als Katalysator Vitamine, Spurenelemente und Mineralstoffe. Bei einer Ernährung aus frischen und hochwertigen Lebensmitteln ist die Versorgung mit ihnen in der Regel kein Problem.

TIPP

Bei allen Stoffwechselprozessen im Körper entstehen Sauerstoffmoleküle, sogenannte freie Radikale. Diese erfüllen in gesunder Konzentration lebenswichtige Aufgaben. Allerdings können Stress, Ernährungsmängel, Nikotin und Alkohol zu einer unkontrollierten Produktion freier

Radikale führen. Übersteigt sie ein gesundes Maß, stören und zerstören sie wichtige Funktionen und Strukturen im Körper wie zum Beispiel Zellmembrane oder die DNA. Dadurch kommt es zu Krankheiten und unser Organismus altert vorzeitig. Sogenannte Antioxidanzien – das sind bestimmte Vitamine, Mineralien, Enzyme und Pflanzenstoffe – machen die aggressiven Sauerstoffverbindungen unschädlich.

2. Einkaufsguide für die nächsten Wochen

Vorräte machen nur dick, wenn es die falschen sind und vor allem aus Nahrungsmitteln bestehen, die energiereich sind und gleichzeitig nicht satt machen. Ansonsten ist Vorratshaltung eine sehr praktische Angelegenheit. Sie spart Zeit, Geld – und Kalorien! Das gilt keineswegs nur für Mehrpersonenhaushalte, sondern auch für Singles. Voraussetzung dafür ist eine gute Planung. Das heißt, Sie sollten im Kopf haben, was Sie in der Woche kochen und essen möchten.

Doch Vorratshaltung ist nicht nur praktisch. Im Zweifelsfall ist sie das Zünglein an der Waage: Eine Untersuchung an der Universität Göttingen unter Leitung von Prof. Dr. Volker Pudel zeigte, dass wir unser Essen gar nicht auswählen, weil wir es so besonders mögen. Stattdessen greifen wir zu bestimmten Lebensmitteln nur, weil sie da sind. Am Anfang der Leidenschaft für ein bestimmtes Nahrungsmittel oder ein Gericht steht also das einfache Vorhandensein. Das Dumme daran: Je öfter wir zu diesen Nahrungsmitteln greifen, desto mehr vertieft sich die Vorliebe und wir erlernen eine Gewohnheit.

Lassen Sie also künftig beim Einkaufen bestimmte Nahrungsmittel einfach außen vor und achten Sie auf Qualität vor Quantität. Sie wissen ja nun, was Sie tatsächlich brauchen. Am leichtesten verlieren Sie Pfunde und halten Ihr Gewicht, wenn Sie sich auf Dauer eher fettarm, protein- und ballaststoffreich ernähren. Mit hochwertigem (Bio-)Fleisch, Fisch, Eiern, Olivenöl und Nüssen zapfen Sie die gesündesten Fett- und Proteinquellen an. Kombinieren Sie das mit viel Obst und Gemüse und ergänzen Sie es durch möglichst fettarme Milchprodukte. Bei Getreideprodukten sollte die Entscheidung für Vollkorn fallen. Mit dieser Ernährung versorgen Sie Ihren Körper mit wertvollen Inhaltsstoffen, entlasten ihn und gewinnen dafür mehr Energie!

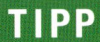

TIPP

Gewöhnen Sie sich an, beim Einkaufen die Inhaltsstoffe vor allem bei industriell behandelten Nahrungsmitteln zu studieren. Sie werden sich wundern, wie viel Salz, Öl, Zucker und Zusatzstoffe einige der Gläser, Dosen und Tiefkühlpackungen enthalten. Zum Beispiel sind nicht alle Tomatendosen gleich: Einige enthalten Zucker, andere nicht. Bei Greenpeace und der Deutschen Gesellschaft für Ernährung gibt es kostenlose Broschüren über gesundheitsschädliche Zusatz- und Konservierungsstoffe in Nahrungsmitteln.

Weg damit!

Die folgenden Produkte sind in einer gesunden Ernährung einfach überflüssig, da sie in erster Linie Kalorien und kaum oder gar keine wichtigen Nährstoffe enthalten:

- Weißer Haushaltszucker: Er beinhaltet so gut wie keine lebenswichtigen Inhaltsstoffe und bringt dafür maximale Kalorien. Im braunen, mit Melasse eingefärbten Haushaltszucker steckt auch nicht mehr. Vorsicht vor „verstecktem" Zucker in Limonaden und Softdrinks sowie Fertigdesserts und Gebäck.
- Weißes Mehl (Type 405) und Produkte aus Weißmehl (Weißbrot, Gebäck, Croissants, Kuchen, Kekse, Nudeln etc.): Zur Herstellung des Weißmehls werden die Außenschichten und der Keim des Getreidekorns entfernt. So ist es zwar lange haltbar, dafür ist es auch bar jeglicher ernährungsphysiologisch wertvoller Substanzen.
- Lebensmittel mit versteckten Fetten (gesättigte Fettsäuren): frische Wurst, Käse, Fleisch, Kuchen, Chips, Sahne, Süßigkeiten (Schokolade, Schokoriegel etc.)
- Lebensmittel mit verstecktem Zucker: siehe oben und Ketchup, manche Tomatenkonserven, Fruchtnektar, Limonaden, Cola
- Geschälter oder polierter Reis: Auch hier werden der Haltbarkeit zuliebe die wertvollen Randschichten entfernt.
- Fertigmahlzeiten, wie Pommes frites, TK-Pizza, Fastfood (Ausnahme: TK-Gemüse und Fertiggerichte ohne Zusatzstoffe): Einheitsgeschmack und Zusatzstoffe, die man mit dem Essen gar nicht aufnehmen will, sind das eine, der Nährwert das andere.

Weg damit!

- Light-Produkte: Lesen Sie unbedingt die Zutatenliste, denn diese Nahrungsmittel sind zwar fettreduziert, aber trotzdem sehr energiedicht durch Zusatz von Zucker und andere industriell verarbeitete Kohlenhydrate.
- Äußerst maßvoll genossen werden sollten Butter, vollfetter Käse und rotes Fleisch sowie Wurstaufschnitt.
- Fertigwürzen: Sie enthalten häufig künstliche Aromastoffe, Geschmacksverstärker und Essigessenz. Der häufigste Geschmacks- und Appetitverstärker ist Natriumglutamat.
- Süßstoff besitzt zwar nur die Hälfte an Süßkraft und Kalorienmenge im Vergleich zum normalen Zucker, kann jedoch appetitanregend wirken, indem er nur für eine kurzfristige Insulinausschüttung sorgt.

Her damit!

Mit den folgenden Nahrungsmitteln können Sie unendlich viele schmackhafte, gesunde Gerichte zaubern und gleichzeitig Ihre Fettverbrennung ankurbeln:

- Komplexe Kohlenhydrate: Vollkornprodukte (Müsli, Vollkornbrot, Pumpernickel, Reis, Vollkornnudeln), Getreide (Gerste, Haferkleie, Buchweizen, Hirse und Quinoa, Dinkel und Grünkern, Leinsamenschrot), Naturreis, Basmatireis, Risottoreis, Kartoffeln, Gemüse und Obst
- Pflanzliches Eiweiß: Sojaprodukte (Sojamilch, Sojasauce, Sojaöl, Tofu), Hülsenfrüchte
- Tierisches Eiweiß: Fisch und Meeresfrüchte, mageres Fleisch und Geflügel, Wildfleisch, magerer Geflügelaufschnitt, fettarmer Käse, fettarme Milch und Milchprodukte (1,5 % Fett), (Bio-) Eier
- Fette und Öle: kaltgepresstes Olivenöl, Sonnenblumenöl, Rapsöl; in kleinen Mengen auch Sauerrahmbutter
- Vitamine und Mineralstoffe: frisches Obst und Gemüse, je nach Angebot und Jahreszeit – auch Tiefkühlware und Tomaten aus der Dose (ohne weitere Zusätze), Hülsenfrüchte (Bohnen, Erbsen, Linsen etc. – getrocknet, tiefgekühlt und aus der Dose, ohne weitere Zusätze)

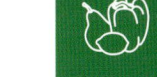

Her damit!

- Gewürze: frische oder tiefgekühlte Kräuter, wie Petersilie, Dill, Schnittlauch, Basilikum, Oregano, Thymian oder Rosmarin, gekörnte (Bio-) Gemüsebrühe, Meersalz, frisch gemahlener Pfeffer
- Honig, Agavensirup oder Ahornsirup zum Süßen
- (Süße) Extras: dunkle Schokolade (mind. 70 % Kakao), Trockenfrüchte (ungeschwefelt), Kürbiskerne, Mandeln, Sonnenblumenkerne, Honig, Agavendicksaft, Ahornsirup.

Wichtig: Genug trinken!

Trinken Sie mindestens 1,5 bis 2 Liter Flüssigkeit am Tag. So beschleunigen Sie alle Stoffwechselprozesse. Füllen Sie sich morgens eine Wasserkaraffe oder eine Thermoskanne mit Tee ab oder stellen Sie sich drei Flaschen Mineralwasser bereit. So haben Sie den Überblick, ob Sie auch wirklich genügend trinken.

Trinken Sie, bevor Sie Sport treiben oder körperlich anstrengende Arbeiten verrichten und vor allem danach, um den Flüssigkeitsverlust auszugleichen. Mineralwasser, Apfelsaftschorle oder auch eine leicht gesalzene Gemüsebrühe können den Mineralstoffverlust durch das Schwitzen wieder ausgleichen. Auch bei geistiger Anstrengung sollten Sie immer trinken, bevor Sie durstig werden. Durst ist ein Warnsignal des Körpers, dass bereits ein Flüssigkeitsmangel besteht.

„Schlank-über-Nacht-Tee"

Der Konstanzer Apotheker Dr. Daniel Hölzle hat eine Kräuterteemischung kreiert, die den Abnehmeffekt spürbar und schmackhaft unterstützt. Die speziellen Kräuter des greifen an verschiedenen für den Stoffwechsel wichtigen Stellen im Körper ein und fördern damit das Wohlbefinden während des Abnehmens.

„Schlank-über-Nacht-Tee"

Die Zusammensetzung für 100 g „Schlank-über-Nacht-Tee"

Ingwerwurzel	20 g
Lemongras	40 g
Mateblätter	20 g
Brennesselblätter	10 g
Eisenkraut	10 g

Die Ingwerwurzel beispielsweise unterstützt die Ausscheidung von belastendem Gewebewasser und befreit somit den Körper von störenden Stoffen. Das Lemongras stärkt das Immunsystem, wirkt gleichzeitig anregend und lässt Sie damit fitter in den Tag starten. Seine gewebestraffenden Eigenschaften runden diese positiven Effekte auf den Körper ab. Die Mateblätter unterstützen die aktivierende Wirkung des Lemongras und fügen noch eine tonisierende Wirkung hinzu. Das bedeutet, dass der Kreislauf angeregt wird, der Grundumsatz des Körpers steigt und sich damit der Kalorienverbrauch erhöht. Die Brennesselblätter und das Eisenkraut kümmern sich darum, dass Abbauprodukte besser ausgeschieden werden können. Auch dadurch befreit sich der Körper leichter von eingelagertem Gewebewasser und erhält die aktive Darmtätigkeit auch während der ernährungsreduzierten Tage.
Die optimale Unterstützung gewährt der Tee bei folgender Dosierung: An normalen Ernährungstagen trinken Sie 1 bis 2 Tassen pro Tag und an den beiden reduzierten Tagen 3 bis 4 Tassen. Die Wirksamkeit steigert sich, je länger man die Kräuter ziehen lässt. Dabei entwickelt die Ingwerwurzel ihre typische Schärfe. Das ist zwar gesund, aber nicht jedermanns Geschmack. Probieren Sie es einfach aus und finden Ihre persönliche Intensität.
Den „Schlank-über-Nacht-Tee" von Dr. Hölzle können Sie direkt im Onlineshop der AVIE Tiergarten Apotheke in Konstanz bestellen unter www.e-goPharm24.de.

TIPP

Regelmäßige Mahlzeiten, am besten dreimal täglich, wehren Heißhungerattacken am Nachmittag oder Abend ab. Außerdem hilft es, sich am Tag vorher schon Gedanken übers Essen zu machen. Wer sich morgens kleine gesunde Zwischenmahlzeiten wie Obst oder Joghurt einpackt, lässt sich tagsüber nicht so leicht durch Schokolade oder fette Snacks verführen.

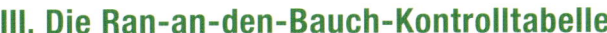
III. Die Ran-an-den-Bauch-Kontrolltabelle

Überprüfen Sie sich täglich mit Hilfe der folgenden Kontrolltabelle. Hier tragen Sie alles ein, was Sie essen und trinken und ob Sie zur Unterstützung Sport getrieben haben. Legen Sie sie zu Ihrem Terminkalender oder hängen Sie sie zuhause an den Kühlschrank.

Wochenplan	Mo	Di	Mi	Do	Fr	Sa	So
3 Mahlzeiten täglich							
Vollkornprodukte (1–2 Portionen/Tag)							
Gemüse (1–2 Portionen/Tag)							
Obst (300–400 g/Tag)							
Alkohol (maximal 3 Drinks/Woche für Frauen und 6 für Männer)							
Trinken (1,5–2 l/Tag)							
Fisch (2 x/Woche)							
Fleisch/Wurst/Käse (maximal 2 x/Woche)							
Fett (maximal 60 g an 4 Tagen)							
Weißer Zucker							
Weißes Mehl							
Bewegung (Einheiten/Woche)							
Wie habe ich mich morgens beim Aufstehen gefühlt?							
Bauchumfang (1 x pro Woche)							

1. Den Bauch messen!

Bevor es losgeht, gilt es nun eine Bestandsaufnahme von Ihrem Bauchumfang zu machen. Mit einem einfachen Maßband finden Sie sofort heraus, wie viele Zentimeter weniger Ihnen und Ihrer Gesundheit gut tun würden. Das Messen des Bauchumfangs mit dem Maßband gehört übrigens auch zur Standarduntersuchung bei jedem gründlichen Gesundheitscheck.

Im Rahmen unseres Sechs-Wochen-Programms empfehlen wir Ihnen, einmal pro Woche zu messen und den Wert auf der Kontrolltabelle einzutragen. So haben Sie einen guten Überblick über die Entwicklung Ihrer Körpersilhouette. Auf die Waage können Sie dabei getrost verzichten. Denn die Orientierung am Körpergewicht ist längst nicht mehr zeitgemäß. Schließlich wird die Menge an Bauchfettgewebe, das sich im Bauchraum anlagert, beim einfachen Wiegen nicht erfasst.

Zum Körpergewicht addieren sich immer die (schwerer wiegenden) Muskeln, Knochen sowie das Fettgewebe, das an harmlosen, aber auch an gefährlicheren Körperregionen lokalisiert sein kann. Gut trainierte Personen mit einer ausgebildeten Muskulatur können so mehr Kilos auf die Waage bringen als gleich große Menschen mit Bauch und wenig Muskeln. Eine Ausnahme ist das Wiegen auf einer sogenannten Körperfettwaage (Bioimpedanzmessung). Mit diesem Gerät lässt sich ebenfalls relativ zuverlässig der Anteil von Körperfett bestimmen. Einfacher geht es auf jeden Fall mit dem Maßband!

Und so wird es gemacht:
- Messen Sie Ihren Bauchumfang morgens, nüchtern im Stehen und mit freiem Oberkörper.
- Legen Sie das Maßband in der Mitte zwischen dem unteren Rippenbogen und dem Beckenkamm an der dicksten Stelle des Bauchs an. Orientieren Sie sich nicht am Bauchnabel, der liegt bei manchen Menschen mit einer kurzen Taille etwas weiter unten.
- Führen Sie das Maßband in gerader Linie zwischen diesen beiden Punkten um Ihren Bauch herum.
- Atmen Sie leicht aus und lesen Sie den Bauchumfang auf dem Maßband ab.
- Frauen zwischen 19 und 40 Jahren und mit regelmäßigen Menstruationszyklen sollten am besten in der ersten Zyklushälfte messen. Manche Frauen leiden aufgrund eines Mangels an Gelbkörperhormon oder aufgrund eines PMS (prämenstruelles Syndrom) an Flüssigkeitseinlagerungen im Körper und in der Bauchregion, die sich nach der Periode verflüchtigen.

Die Messung des Bauchumfangs gilt als einfachste und doch genaueste Methode, ein eventuelles Gesundheitsrisiko zu erkennen. Bei Männern liegt die Sicherheitsgrenze – unabhängig von der Körpergröße! – bei 94 cm, bei Frauen bei 80 cm. Diese Maße sind deshalb für jeden verbindlich, da sich der Umfang allein aus dem an den inneren Organen angelagerten Bauchfett errechnet. Als hoch gefährdet gelten Männer mit einem Umfang über 102 cm und Frauen mit einem Taillenumfang über 94 cm.

2. Bauchumfang und Gesundheitsrisiko

Männer	Frauen	Gesundheitsrisiko
94 cm	80 cm	++
102 cm	88 cm	+++
106 cm	95 cm	++++

IV. Hilfe bei Durchhängern

Nach der ersten Euphorie – „Das war doch gar nicht so schwer" – stellt sich nach zwei bis drei Wochen ein erster Durchhänger ein. Das ist ganz normal, denn alte Gewohnheiten können sich zu Stahlseilen entwickeln, die einen mit aller Kraft an den neuen Vorhaben hindern. Jetzt gilt es, den positiven Veränderungsprozess im Alltag durchzuhalten. Stress ist die häufigste Ursache für vorschnelles Aufgeben. Halten Sie deshalb bei einem Rückfall in alte Gewohnheiten den Ball flach und ärgern Sie sich nicht mit Versagensgefühlen herum. Das ist allzu menschlich, dafür gehen Sie's am nächsten Tag wieder anders an.

Wenn Sie dagegen auch mal bewusst ein Wochenziel durchbrechen möchten, weil Sie eingeladen sind oder Gäste haben, dann tun Sie es – aber mit gutem Gewissen! Vom nächsten Tag an bemühen Sie sich wieder, Ihren Wochenplan einzuhalten.

Überprüfen Sie auch immer wieder Ihre innere Einstellung zum Durchhalten. Sind Ihnen Ihre anfangs formulierten Ziele wirklich wichtig? Wollen Sie tatsächlich wieder besser aussehen und sich fitter und lebendiger fühlen? Unser Körper mag seine alten Gewohnheiten – und Loslassen dauert. Sehen Sie sich die Hindernisse, die sich Ihnen in den Weg stellen, genau an und überlegen Sie, ob sie es wirklich wert sind, Sie von Ihrem Vorhaben abzubringen.

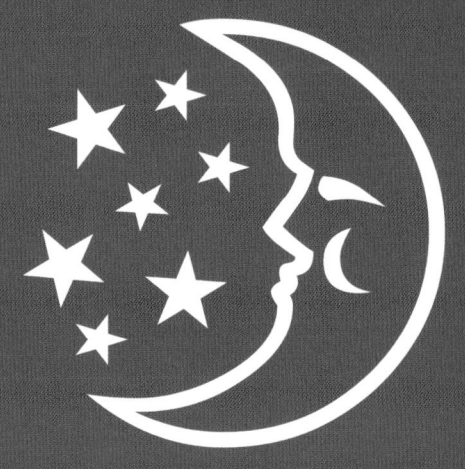

Schlank
dank
Schlaf

PRAXIS

Schlank dank Schlaf

Schlafen Sie häufig schlecht ein oder liegen nachts lange wach? Dann kommen Sie auf keine angemessene und gesunde Menge Schlaf. Damit steigt Ihr Risiko für Übergewicht, denn die Qualität des Schlafs wirkt sich auch auf unseren Appetit aus. Warum? Weil das menschliche Gehirn Schlafmangel als Nahrungsmangel interpretiert. Welche Prozesse dabei genau im Körper ablaufen und wie ausreichend erholsamer Schlaf dabei helfen kann abzunehmen sowie sein Gewicht zu halten, lesen Sie ab Seite 29.

I. Wie ein gesunder Schlaf gelingt

Schlafen Sie mehr, besteht jedenfalls ein geringeres Risiko dick zu werden. Das hat noch weitere, ganz simple Gründe: Sind wir länger wach, haben wir mehr Zeit zu essen. Und haben wir zu wenig geschlafen, sind wir eher müde, bewegen uns dann weniger und verbrauchen daher weniger Energie.

Ebenso wichtig für einen guten Schlaf ist es, unser Verdauungssystem zu entlasten. Das heißt, der Körper sollte nachts möglichst nicht mit Verdauen und Verarbeiten von Nahrung beschäftigt sein. Nur dann funktioniert die Fettverbrennung während des Schlafs optimal. Der Reinigungsprozess des Körpers kann auf Hochtouren laufen und wir können schlank im Schlaf werden. Dementgegen steht jedoch das häufig anzutreffende „Ernährungschaos der Neuzeit": tagsüber nur Snacks, dafür am Abend eine gehaltvolle Mahlzeit. Ein solcher Speiseplan tut dem Schlaf nicht gut und bremst die positiven Effekte des Schlafs.

Im Folgenden widmen wir uns nun der Frage, was wir tun können, um besser zu schlafen. Der Schlafexperte Professor Dr. Jürgen Zulley, Psychologe des Schlafmedizinischen Zentrums der Universitäts- und Bezirksklinikums Regensburg, erklärt: „Um zügig einschlafen zu können, ist ein fester Tagesrhythmus wichtig. Der Körper passt sich dem an und wird abends von alleine müde." Eine solche natürliche Müdigkeit lässt sich fördern mit mehr Bewegung an der frischen Luft oder Sport – möglichst regelmäßig.

TIPP

Zettel und Stift neben das Bett legen. Belastende Gedanken, die den Schlaf stören, können notiert und aus dem Kopf gestrichen werden.

Entstressen Sie Ihren Alltag!

Untersuchungen haben gezeigt, dass der Körper bei chronischer Anspannung vermehrt Stresshormone ausschüttet. Sie regen nicht nur den Hunger auf fettiges Essen und Süßigkeiten an, sondern beeinflussen auch den Stoffwechsel ungünstig. Die Folgen: Es werden mehr und größere Fettzellen gebildet (und zwar ausgerechnet am Bauch), die Insulinwirkung wird gedämpft (eine Vorstufe von Diabetes), der Blutdruck steigt und es wird immer schwerer, Übergewicht abzubauen. Wie kann es dann gelingen, erfolgreich abzunehmen? Mit bewusst eingelegten Entspannungsphasen sowie ausreichend Schlaf, denn damit unterstützen Sie den Abnehmerfolg. Planen Sie kleine Pausen ein, schaffen Sie einen bewussten Übergang zwischen Arbeit und Freizeit. Und: Lernen Sie gut zu schlafen.

1. Gut schlafen können Sie lernen

Ihr individueller Rhythmus ist der Taktgeber bei der Planung Ihres Alltags. Fühlen Sie in sich hinein, wann Ihnen welche Aktivitäten besonders leicht fallen und legen Sie entsprechend Ihre Bewegungstermine. Wichtig ist, dass Sie die Zeiten nicht wechseln. Legen Sie fest, wann Sie aufstehen und zu Bett gehen. Denn wer jede Nacht gut schlafen will, sollte auch tagsüber nach einer festen Tagesstruktur leben. Üben Sie alltägliche Verrichtungen, wie Arbeiten, Essen, Spazierengehen und Training, immer zur selben Zeit aus. Bestimmte Tätigkeiten sollten dabei ausschließlich für den Tag oder sogar für den Morgen reserviert sein: zum Beispiel eine erfrischende Dusche, schweißtreibendes Training oder die Hauptmahlzeit des Tages.

Im Takt bleiben

Wer meist unregelmäßig zu Bett geht – unter der Woche sehr früh aufsteht, am Wochenende dafür aber bis mittags schläft – bringt seine innere Uhr aus dem Takt. Je regelmäßiger die Tagesstruktur während Ihres Schlaflernprogramms ist, desto besser halten Sie Ihre innere biologische Uhr im Takt und programmieren Ihren Körper auf einen gesunden Rhythmus. Stehen Sie morgens sofort auf, wenn Ihr Wecker klingelt, auch wenn Sie sich noch müde fühlen. Der beste Wachmacher ist helles Licht. Also hoch mit den Jalousien und herein mit dem Sonnenlicht. Diese Regel gilt insbesondere wenn Sie unter Ein- und Durchschlafproblemen leiden, auch am Wochenende.

Power Nap gefällig?

Eine Studie griechischer Ärzte belegte, dass eine tägliche Siesta bei gesunden Erwachsenen das Risiko von Herzinfarkten verringern kann. Das Team um Dr. Dimitrios Trichopoulos aus Athen berichtete, dass Menschen, die mindestens dreimal pro Woche mittags eine halbe Stunde oder länger schlafen, eine um 37 Prozent geringere Rate tödlich verlaufender Herzinfarkte aufwiesen im Vergleich zu Menschen, die darauf verzichteten.

Möglicherweise beruhe die positive Wirkung des „Nickerchens" darauf, dass auf diese Weise herzschädigender Stress abgebaut wird, vermuten die griechischen Ärzte. Wenn Sie merken, dass Sie müde werden, sollten Sie diesem Gefühl möglichst nachgeben und sich nicht mit Kaffee, Tee, Nikotin oder erzwungener Aktivität wachhalten, sondern sich einen kurzen Mittagsschlaf gönnen. Er bringt Ihre Energie sofort zurück. Schließen Sie Fenster und Türen, verlassen Sie sich auf Ihre Mailbox und stellen Sie Telefon und Handy ab. Hilfreich kann auch ein entsprechendes Schild an der Tür sein.

Manchmal reicht es schon, wenn Sie es sich mit einer Decke bequem machen, die Beine hoch legen und die Augen schließen. Schon aufgrund der Lage gelangt wieder mehr Blut ins Gehirn und der Körper drosselt die Produktion des Stresshormons Noradrenalin. Länger als 30 Minuten sollte die Siesta nicht dauern, da Sie sonst abends zu lange wach bleiben und ihre erholsame Nachtruhe gefährden. Stellen Sie sich daher einen Wecker.

Schlafen am Tag – überhaupt nicht peinlich!

In sogenannten Bunkerexperimenten zeigte sich, dass der Mensch dazu neigt, neben einer Hauptschlafphase in der Nacht auch am Tag eine Schlafphase einzulegen. Für diese Studie wurden Versuchspersonen für drei Tage vollständig von der Umwelt isoliert, wussten nicht, wie spät es war und mussten keiner Beschäftigung nachgehen. Unter diesen Bedingungen legten die Versuchsteilnehmer tagsüber ein Schläfchen ein.

Andere Experimente ergaben, dass sich tagsüber etwa im Takt von vier Stunden unsere Einschlafbereitschaft erhöht. Da in unserem Kulturkreis ein Nickerchen am Tag weder üblich noch gesellschaftlich akzeptiert ist, geben viele diesem Bedürfnis nicht nach. In Spanien, Italien oder Südfrankreich pflegt man dagegen eine Siestakultur. Auch die fleißigen Japaner schätzen ein Tagesschläfchen. Hier heißt der Mittagsschlaf „Inemuri", zu Deutsch: anwesend sein und schlafen.

2. Welche Schlafdauer ist gut für mich?

Wer nachts sieben bis acht Stunden schläft, kann sich unter die „Gut"-Schläfer einreihen. Orientieren Sie sich trotzdem zuerst an Ihrem persönlichen Schlafbedürfnis. Das finden Sie heraus, indem Sie Ihr Schlafprotokoll (Vorlage auf Seite 100) daraufhin prüfen, nach welchen Nächten Sie sich besonders wach und ausgeschlafen fühlten. Sobald Sie morgens erwachen, sollten Sie sofort aufstehen. Wenn Sie sich jetzt noch einmal umdrehen, auch am Samstag oder Sonntag, riskieren Sie einen Müdigkeitsschub. Denn ist die Wohlfühl-Schlafmenge morgens überschritten, verbringen Sie die Morgenstunden in oberflächlichem Schlaf. Diese Phase kostet den Körper Kraft und macht wieder so müde wie zu wenig Schlaf.

Die einzige Situation, in der es wichtig ist, mehr zu schlafen, ist bei einer Krankheit. Geben Sie dann Ihrem Schlafbedürfnis ruhig nach, damit das Immunsystem auf Hochtouren arbeiten und der Körper sich heilen kann.

Je müder Sie sind, desto intensiver fällt der Tiefschlaf aus. Dabei erholen Sie sich am besten. Generell gilt als „beste" Zeit für das Einschlafen vor 23 Uhr. Trotzdem, der entscheidende Taktgeber sind Sie und Ihre innere Uhr. Wenn Ihnen also danach ist, später einzuschlafen, tun Sie das – möglichst aber immer zu festen Zeiten. Sollten Sie absolut nicht einschlafen können, stehen Sie wieder auf und beschäftigen Sie sich noch eine Weile mit angenehmen und beruhigenden Dingen, wie etwa Lesen.

3. Kräuter und Hausmittel, die den Schlaf fördern

Für den guten Schlaf gibt es Mittel aus der Apotheke der Natur. Sie sind gut verträglich, haben keine bis sehr geringe Nebenwirkungen und die Schlafstruktur nimmt keinen Schaden. Naturheilmittel gibt es rezeptfrei in der Apotheke oder Sie kultivieren sie selbst im Garten. Bei Interesse an naturheilkundlichen Behandlungsmethoden lassen Sie sich von Ihrem Arzt beraten und sich eine individuelle Dosierung empfehlen.

„Ruhiger" Abendtee

Exklusiv für die Leser von „Schlank über Nacht" hat der Konstanzer Apotheker Dr. Daniel Hölzle eine Kräuterteemischung kreiert, die Ihre Bemühungen um einen gesunden, erholsamen Schlaf zusätzlich spürbar und schmackhaft unterstützt.

Die Zusammensetzung für 100 g Abendtee:

Hopfenzapfen	10 g
Melissenblätter	35 g
Passionsblumenkraut	20 g
Hagebuttenfrüchte	35 g
(ohne Samen)	

Der „Ruhige Abendtee" ist kein Schlaftee im eigentlichen Sinne. Er wurde mit dem Ziel zusammengestellt, den Körper als Gesamtes herunterzufahren und in Entspannung zu bringen. Zentrale Rollen spielen dabei sowohl der Kopf als auch im Besonderen Magen und Darm. Das Zusammenspiel der Tee-Bestandteile sorgt dafür, dass Magen und Darm sich im Schlaf erholen und regenerieren können. Gleichzeitig wird das stärkende Gefühl der verbesserten Ernährung zusätzlich gefördert.

„Ruhiger" Abendtee – Die Bestandteile

Hopfenzapfen

Hopfen wirkt beruhigend und verbessert den Schlaf, indem er den Schlaf-wach-Rhythmus positiv beeinflusst. Möglicherweise hat die Pflanze einen ähnlichen Effekt wie das körpereigene Schlafhormon Melatonin. Hopfen wirkt durch die gesamte Nacht. Das verbessert die Erholung des Körpers, der damit leichter regenerieren kann.

Melissenblätter

Es ist die Mischung ätherischer Öle der Melisse, die arzneilich wirksam ist. Sie entfaltet im Körper gleich mehrere positive Effekte: Sie wirkt nicht nur beruhigend – besonders auf nervöse Menschen –, sondern auch entspannend. So hilft Melisse beim Einschlafen. Auf der anderen Seite entspannt sie die Darmmuskulatur und lindert damit Blähungen und Völlegefühl.

Passionsblume

Das Passionsblumenkraut besitzt angstlösende und beruhigende Eigenschaften. Gleichzeitig wirkt es krampflösend und reizberuhigend auf Magen und Darm. Es verlängert die entspannende Wirkung der Melisse und stabilisiert in dieser Kombination gleichzeitig die Beruhigung des Verdauungssystems.

Hagebutte

Hagebutten können einen erschöpften Kreislauf zu neuem Leben erwecken. Ihr Vitamin-C-Gehalt wird nur noch vom Sanddorn übertroffen. Zusammen mit dem Lycopin schützt das Vitamin C vor freien Radikalen und stimuliert das Immunsystem. Der hohe Gehalt der Hagebutte an Eisen wirkt positiv auf das Blutbild und ihr Vitamin B1 stärkt die Nerven. Durch harntreibende Gerbstoffe wird zusätzlich eine Entsäuerung unterstützt. Und ganz nebenbei schmeckt die Hagebutte auch noch gut.

Den „ruhigen Abendtee" von Dr. Hölzle können Sie direkt im Onlineshop der AVIE Tiergarten Apotheke in Konstanz unter www.e-goPharm24.de bestellen.

Weitere schlaffördernde Kräuter sind:

Baldrian – der natürliche Klassiker für einen gesunden Schlaf. Von der weiß blühenden Pflanze wird nur die Wurzel mit ihrem charakteristischen

Geruch arzneilich verwendet. In der Volksmedizin galt er als Nerven- und Beruhigungsmittel. Er ist weitgehend nebenwirkungsfrei.

Johanniskraut wird in voller Blüte geerntet. Der wichtigste Wirkstoff des stimmungsaufhellenden Krauts ist neben Flavonoiden, Harzen und Gerbstoffen das Hypericin.

Arzneilich verwendbarer **Lavendel** stammt wie die meisten anderen schlaffördernden Kräuter aus Kulturen. Die Blüten wirken beruhigend auf das Zentralnervensystem. Hauptwirkstoff neben Gerbstoffen, Flavo- noiden und Phytosterolen ist duftendes ätherisches Öl.

4. Führen Sie ein Schlaftagebuch

Schlaftagebücher oder -protokolle werden in der Schlafforschung und Schlafmedizin konsequent eingesetzt. Trotz erheblicher Abweichungen von objektiven Messverfahren gelten Sie als sehr verlässlich und sind für Schlafmediziner ein wichtiges Instrument zur Diagnose, Therapie und Forschung. Ein Schlafprotokoll ist außerdem für jeden, der aktiv et- was an seinem Schlafverhalten verändern und verbessern will, einfach zu handhaben und ein hilfreiches Mittel auf dem Weg zu einem guten, gesunden Schlaf. Schließlich können Sie sich allein durch das Notieren von aufregenden Tagesereignissen – wie Stress mit den Kindern oder der Nachbarin, Ärger mit dem Chef oder dem Partner – einen Zusammen- hang zwischen diesen belastenden Situationen und Ihrem Schlafmuster herleiten. Solche Ereignisse schieben wir oft weg und erinnern uns in der Nachschau nicht mehr daran. Das Aufschreiben hilft beim Bewusstma- chen von möglichen Ursachen und deren Wirkung auf Ihren Schlaf.

Ein Beispiel für eine Woche

Um Ihr Schlafverhalten richtig einschätzen zu können und zu überprüfen, wie erholsam und energiespendend Ihre Nachtruhe wirklich ist, füllen Sie das Schlaftagebuch nach dem Muster auf Seite 100 aus. Das Tagebuch erfasst eine Woche. Am besten Sie kopieren sich die Seite zweimal oder, sollten Sie Ihre Schlafqualität über einen längeren Zeitraum prüfen wol- len, mehrmals. Die Fragen, die Sie morgens beantworten sollen, zeigen die Qualität Ihres Schlafs und geben Auskunft über Ihr Schlafmuster. Die Fragen für den Abend klären Ihr Befinden während des Tags und damit

Ihre Situation vor dem Einschlafen ab. In der ersten Spalte finden Sie Beispiele dafür, wie Sie das Schlafprotokoll ausfüllen könnten.

Wie war Ihr Schlaf?

Sie benötigen nur für die Frage nach der Zubettgeh- und Aufstehzeit eine Uhr. Die Zeit, die Sie zum Einschlafen brauchen, nächtliche Wachzeiten und die Gesamtschlafdauer können Sie nur ungefähr schätzen. Dabei ist es nicht wichtig, ob die Einschätzung minutiös korrekt ist. Gerade nachts ist dies erfahrungsgemäß nicht einfach. Wichtig ist allein der gefühlte Eindruck, den Sie von Ihrem Nachtschlaf haben, denn dieses Gefühl begleitet Sie über den ganzen Tag.

Bei den anderen Antworten richten Sie sich bitte nach dem Schulnotensystem von 1 = sehr gut/sehr wach bis 6 = sehr schlecht/sehr müde. Sollten bestimmte Fragen an einem Tag nicht auf Sie zutreffen, lassen Sie sie einfach aus. Wichtig ist auch die Beantwortung nach besonderen Tagesereignissen, da diese Sie eventuell bis in die Tiefschlafphasen in der Nacht begleiten oder – bei negativen Ereignissen – auch verfolgen können.

Das Schlaftagebuch für eine Woche

Fragen vor dem Einschlafen: Sie klären Ihr Befinden während des Tages ab.

	Beispiel	Mo	Di	Mi	Do	Fr	Sa	So
Wie fühlen Sie sich? 1 = sehr gut 6 = sehr schlecht	3							
Wie fit und wach waren Sie heute tagsüber und konnten Ihre Leistungen (Beruf, Freizeit, Haushalt) erbringen? 1 = sehr leicht 6 = sehr schwer	3							
Waren Sie tagsüber müde? Wann?	ja 16 Uhr							
Haben Sie heute tagsüber geschlafen? Falls ja, geben Sie an, wann und wie lange?	ja 14.30 Uhr 20 Min.							

Wie viel Kaffee (Tassen) und Alkohol (Gläser) haben Sie heute getrunken und wann?	3 Gläser Wein um 21.00 Uhr							
Wann sind Sie zu Bett gegangen?	22.30 Uhr							

Fragen nach dem Aufstehen: Sie zeigen die Qualität Ihres Schlafs und geben Auskunft über Ihr Schlafmuster.

	Beispiel	Mo	Di	Mi	Do	Fr	Sa	So
Wie fühlen Sie sich jetzt? 1 = sehr frisch 6 = sehr müde	3							
Wann haben Sie gestern das Licht ausgemacht?	23 Uhr							
Wie lange hat das Einschlafen gedauert (Minuten)?	40							
Waren Sie nachts wach? Wie oft? Wie lange insgesamt? (Minuten)	ja 2 x 30							
Wann sind Sie aufgewacht?	6.30 Uhr							
Wie lange haben Sie insgesamt geschlafen? (Angabe in Stunden und Minuten)	6 Std. 50 Min.							
Haben Sie gestern Abend Medikamente zum Schlafen genommen?	nein							
Wichtige Tagesereignisse? (Ärger, Stress, positive Erlebnisse)	Ärger mit dem Chef							

Tipps, damit auch Senioren gut schlafen!

Jüngere Menschen klagen häufig über Schlafprobleme in Folge von Stress in der Arbeit oder von Konflikten in Partnerschaft und Familie. Ältere Menschen hingegen haben oft gesundheitliche Probleme oder fühlen sich körperlich beeinträchtigt, was sie am guten Schlafen hindert. Tatsächlich verändert sich das Schlafbedürfnis mit den Jahren und als älterer Mensch schläft man nicht mehr so lange und tief wie in jüngeren Jahren. Oft fällt es gerade älteren Menschen auch schwer zu akzeptieren, dass es weder notwendig noch möglich ist, so lange wie früher zu schlafen. Die meisten leben ruhiger und halten möglicherweise auch einen täglichen Mittagsschlaf. So ist es ganz verständlich, dass man abends gegen 22 Uhr nicht einschlafen kann und womöglich sehr früh morgens wieder aufwacht.

Mit den folgenden Empfehlungen können Sie Ihren Schlaf verbessern, auch wenn Sie Ihren 65sten Geburtstag schon hinter sich haben:

- Mit dem Ende Ihrer Erwerbstätigkeit haben Sie einen wichtigen äußeren Zeitgeber verloren, der vorher Ihren Schlaf-wach-Rhythmus reguliert hat. Planen Sie deshalb Ihren Tagesablauf gut durch, stehen Sie zeitig auf und pflegen Sie soziale Kontakte. Nehmen Sie sich Zeit für Hobbys.
- Sorgen Sie für einen aktiven Alltag und viel Bewegung. Damit haben Sie einen gesunden Schlafdruck am Abend und innere Ausgeglichenheit. Besuchen Sie eine Sportgruppe für Senioren oder gehen Sie schwimmen. Viele Sportarten kann man bis ins hohe Alter ausüben. Es ist auch nie zu spät, mit dem Sporttreiben anzufangen. Sprechen Sie im Zweifelsfall mit Ihrem Arzt darüber, welche Sportart für Sie geeignet ist.
- Wenn Sie sehr früh wach werden und nicht mehr einschlafen können, machen Sie etwas Gymnastik, unternehmen Sie einen Spaziergang und frühstücken Sie gut.
- Ernähren Sie sich abwechslungsreich und trinken Sie genug. Achten Sie darauf, dass Sie zwischen 1,5 und 2 Liter Wasser oder ungesüßte Kräutertees am Tag zu sich nehmen. Mit dem Alter schwindet das Durstgefühl. Trinken Sie also auch, wenn Sie keinen Durst verspüren. Denn Flüssigkeitsmangel macht das Blut dickflüssiger, was sich auch ungünstig auf die Durchblutung des Gehirns auswirkt. Deshalb sollten Sie immer ausreichend trinken.
- Bedenken Sie, dass Ihr Schlaf nicht dazu dient, einen unerfüllten Tag zu verkürzen. Schlaf allein kann auch keine Lebenszufriedenheit,

Kraft und gute Laune schenken. Dazu bedarf es eines aktiven Lebensstils am Tag.

- Das Alter stellt besondere Anforderungen an Körper, Geist und Seele.
- Wenn Sie Sorgen und Ängste plagen, befreien Sie sich abends davon, indem Sie Tagebuch führen, bevor Sie sich schlafen legen.
- Gehen Sie nicht zu früh zu Bett, sondern erst dann, wenn Sie wirklich schläfrig sind. Lichttherapie kann auch älteren Menschen helfen, einen stabilen Schlaf-wach-Rhythmus zu entwickeln.
- Achten Sie auf eine gesunde Schlafumgebung.
- Versuchen Sie die Tatsache anzunehmen, dass Sie in fortgeschrittenem Lebensalter nicht mehr so tief und lange schlafen können wie als jüngerer Mensch. Dies ist kein persönliches Defizit, sondern ein ganz natürlicher Prozess.

II. Das optimale Schlafumfeld

Der Schlaf ist nach Dichter Heinrich Heine „doch die köstlichste Erfindung". In Ihrem Schlafzimmer sollten Sie sich deshalb so richtig wohl fühlen. Achten Sie deshalb auf eine schlaffördernde Umgebung und verwandeln Sie ihr Schlafzimmer in eine Oase der Ruhe und Stille. Denken Sie immer daran: In keinem anderen Raum Ihres Hauses oder Ihrer Wohnung halten Sie sich so lange auf wie im Schlafzimmer.

Dennoch wird beim Einrichten einer Wohnung vor allem auf die Räume geachtet, in denen wir uns tagsüber aufhalten. Wohnzimmer, Küche oder Büro sind oft wesentlich bewusster und unter Berücksichtigung der eigenen ästhetischen Kriterien eingerichtet als das Schlafzimmer, das nicht selten zum erweiterten Wohnzimmer oder zur Abstellkammer degradiert wird. Dabei ist dieser Raum als Ort der Sammlung, in dem wir unsere Energien wieder auftanken, ebenso wichtig wie die „Tagesräume", wenn nicht sogar wichtiger.

Nutzen Sie Ihr Schlafzimmer ausschließlich zum Ruhen, Schlafen und Lieben. Sie sollten weder Mahlzeiten im Bett einnehmen, noch darin arbeiten. Und ein Fernseher hat darin erst recht nichts verloren.

Fremden Blicken entzogen

Ihr Schlafzimmer ist ein Bereich der Intimität, der vor den Augen anderer geschützt sein sollte. Suchen Sie sich das ruhigste Zimmer im Haus/in der Wohnung aus, um Störungen durch Verkehrslärm gering zu halten. Das ideale Schlafzimmer hat zudem Jalousien oder Fensterläden, denn Dunkelheit fördert Ihren entspannten Schlaf auf ganz natürliche Weise.

Das ideale Feng-Shui-Schlafzimmer

Feng-Shui ist die uralte Lehre zur Harmonisierung von Bauten, Gärten und Wohnräumen. Sie ist Teil der klassischen chinesischen philosophischen Systeme. Die Gestaltung erfolgt nach gewissen Regeln, die dafür sorgen, dass sich keine Energieblockaden in den Räumen festsetzen können und die Lebensenergie „Qi" frei fließen kann.

Positive Energie erzeugen

Das Schlafzimmer sollte der meistgeschützte Raum Ihres Heims sein und nicht direkt neben dem Eingangsbereich liegen, mit dem Fenster idealerweise nach Osten. Das Bett sollte nicht im Durchzug zwischen Tür und Fenster stehen. Helle Pastelltöne, cremefarbene und weiße Bettwäsche stimmen ruhig. Über dem Bett oder dem Kopfende sollten sich keine Hängelampen, Regale oder schwere Bilder befinden und keine Spiegel. Sie machen unruhig. Nicht ins Schlafzimmer gehören Bügelbrett oder Staubsauger. Das sorgt für schlechte Energie.

Wie Sie Ihr Bett stellen, hängt in erster Linie von praktischen Gegebenheiten ab. Trotzdem wollen wir uns im Schlaf geborgen fühlen. Dieses Bedürfnis ist so alt wie der Mensch selbst. Im Schlaf sind wir wehrlos. Deshalb haben sich bereits unsere Ururahnen um einen möglichst geschützten Platz zum Schlafen bemüht. Daran hat sich seit dem Auftreten des Homo habilis vor sieben Millionen Jahren trotz der rasanten kulturellen und technischen Fortschritte, die wir seitdem gemacht haben, wenig geändert. Die biologischen Verhaltensprogramme unserer Ahnen sind deshalb nach wie vor wirksam.

Sie können diesem Bedürfnis entgegenkommen, in dem Sie Ihr Bett zum Beispiel so platzieren, dass es mit dem Kopfende an einer Wand steht. Ist dies aus räumlichen Gründen nicht möglich, sollten Sie es mit einer Seite an die Wand stellen. Vermeiden Sie auch, beim Einschlafen die Türe oder das Fenster im Rücken zu haben. So wird der Schlaf unruhiger und Sie erholen sich nicht so gut. Ein Doppelbett sollten Sie nach Möglichkeit immer so stellen, dass beide Partner jeweils von ihrer Seite Zugang zum Bett haben. Wer kann, sollte sein Bett in Nord-Süd-Richtung aufstellen. Forscher vom Max-Planck -Institut für Biochemie in München haben einen Zusammenhang zwischen Schlafrichtung und Schlafqualität belegt. Dabei spielt es für die Schlafqualität keine Rolle, ob der Kopf nach Süden oder nach Norden ausgerichtet ist.

1. Das richtige Bett – ein Kraftwerk für Ihre Energie

Die erste Voraussetzung für einen erholsamen, entspannenden Schlaf ist das richtige Bett. Hier ruhen wir uns aus, erholen uns, lieben und entspannen wir. Ihr Bett sollte für all diese Zwecke bequem und groß genug, die Matratze von guter Qualität und aus natürlichen Materialien sein.

Wasserbetten mit ihren eingearbeiteten Heizungsdrähten, Federkernmatratzen mit ihrem Aufbau aus Kunststoff und Metall sowie verstellbare elektrische Betten sind nur eingeschränkt zu empfehlen oder aus medizinischer Notwendigkeit bei schweren Rückenleiden geboten. Bei Untersuchungen für Öko-Test wurden an einigen Federkernmatratzen künstliche Magnetfelder gemessen, die stark vom natürlichen Erdmagnetfeld abwichen. Baubiologen sind davon überzeugt, dass die Metallfedern den Schlaf beeinträchtigen. Auch Schaumstoffmatratzen sind nicht empfehlenswert. Bei Materialtests von Verbraucherschutzorganisationen werden immer wieder gesundheitsbedenkliche chemische Rückstände von Flammschutzmitteln, Weichmachern und Katalysatoren aus der Schaumproduktion gefunden. Zudem sind sie luft- und schweißundurchlässig, was für ein ungesundes Schlafklima sorgt.

Am empfehlenswertesten sind Latexmatratzen, da trotz der relativen Weichheit des Materials die Körper optimal gestützt werden. Zudem ist die Punktelastizität gewährleistet, das Material ist langlebig und ohne Probleme zehn Jahre haltbar. Unterschiedliche Härtegrade bieten auch für schwerere Menschen die passende Unterlage. Die sogenannte Zonentechnik, die eine ideale Anpassung der Matratze an den Körper ermöglicht, ist durch unterschiedliche Lochstärken im Latex gewährleistet. Eine gute Latexmatratze sollte aus sieben Zonen bestehen.

Die optimale Unterkonstruktion

Die Unterkonstruktion ihres Betts sollte starr sein, um eine Erholung der Bandscheiben während des Schlafs zu gewährleisten. Das Federelement der Unterlage besteht im besten Fall aus Naturholzlamellen, die der menschlichen Wirbelsäule nachempfunden sind und so den Körper in jeder Schlaflage optimal stützen sowie Hals- und Lendenwirbel wirksam entlasten.

Die Matratze: Liegekomfort durch Elastizität

Die Matratze muss den Körper vor allem in den Tiefschlafphasen, während die Muskulatur erschlafft, gut stützen. Dabei sollte die Wirbelsäule im Schlaf nicht überstreckt oder seitlich gekrümmt werden, wie es bei einer zu weichen, durchhängenden Unterlage der Fall sein kann. Außerdem muss eine Matratze dafür sorgen, dass Wirbelsäule und Gelenke druckfrei gelagert werden. Nervenbahnen und Blutgefäße sollen nicht eingeklemmt und die Muskeln im sensiblen Nacken- und Schulterbereich nicht überdehnt werden.

Wer sich gut bettet, schläft besser

Schlafstörungen liegen mitunter schlicht an der falschen oder durchgelegenen Matratze. Eine neue, entsprechend hochwertige kann wieder sanfte Träume bescheren. Wer die alte rausschmeißt, sollte bei der neuen aber auf Qualität achten.

Kings ELEMENTS beispielsweise ist der Maßanzug unter den Highend-Matratzen. Sie bieten besonderen Schlafkomfort, denn sie werden den Bedürfnissen des Kunden angepasst. Dabei werden unter anderem die perfekte Bauch-, Seiten- und Rückenlage justiert. Sämtliche Materialien sind erstklassig, antibakteriell und umweltfreundlich. Mehr Informationen gibt es unter www.kings-elements.com oder der Hotline: 0800 47 00077.

Das Oberbett für ein angenehmes Bettklima

Ihr Oberbett sollte möglichst groß sein. Bei Paaren sollte jeder Schläfer ein eigenes Deckbett haben. Das ist bequemer und jeder kann sich im Schlaf frei bewegen. Auch hier sind Naturfasern der Vorzug zu geben. Obwohl sie mehr kosten als Polyesterfüllungen, haben sie den unschätzbaren Vorzug, haut- und umweltfreundlich zu sein. Und sie gleichen Wärme- und Feuchtigkeitsunterschiede weit besser aus als Polyesterfasern. In Tests wurde in einigen Polyesterdecken giftiges Antimon nachgewiesen, das sich durch Schweiß lösen und die Haut reizen kann. Teilweise fand man sogar nervengiftige Insektizide, antimikrobakteriell wirkende Giftstoffe sowie haut- und schleimhautreizende Flammschutzmittel.

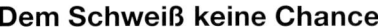

Dem Schweiß keine Chance

Der eine schwitzt mehr, der andere weniger. Wenn Sie eher zum Schwitzen neigen, dann sollten Sie eine leichtere Decke wählen. Die Füllung muss auf jeden Fall den Schweiß nach außen transportieren können, damit ein trockenes und gesundes Schlafklima herrscht. In zehn Jahren sondert ein Mensch mindestens eine Tonne Schwitzwasser ab! Der Hitzestau führt darüber hinaus zu unruhigem Schlaf.

Keine Chance für Hausstaubmilben

Sollten Sie nachts manchmal Hustenanfälle bekommen, kann das an Hausstaubmilben liegen. Diese mikroskopisch kleinen Spinnentiere leben in jedem Haushalt bis zu 1.500 Meter über dem Meeresspiegel. Optimale Lebensbedingungen finden sie bei 25 bis 30 Grad Celsius und einer hohen Luftfeuchtigkeit von 65 bis 80 Prozent vor. In der Wohnung ist vor allem die Matratze im Bett der Platz. Im Durchschnitt leben dort etwa 10.000 Milben. Kaufen Sie sich daher eine Decke, die sich auch bei hohen Temperaturen waschen lässt. Am wirkungsvollsten ist es, wenn Sie Ihre Matratze und das Bettzeug mit milbenundurchlässigen Bezügen überziehen und diese bei mindestens 60 Grad Celsius waschen, eventuell mit einem speziellen Anti-Milben-Waschmittel.

Naturbelassener Schlafkomfort vom Feinsten

Eiderdaunen sind die wertvollsten Daunen überhaupt. Sie stammen von der in Island und Grönland beheimateten Eiderente und werden von Hand aus den Nestern gesammelt. Sie haben sehr viele Widerhäkchen und hängen so intensiv zusammen. Daraus gefertigte Decken sind luftig leicht und doch schön warm. Ein besonderer Luxus sind Decken aus Kaschmirwolle. Diese Wolle ist luftig, flauschig, atmungsaktiv und wärmt sehr gut. Auch Kamelhaar ist sehr fein und weich, wirkt klimatisierend und sorgt für ein angenehm trockenes Schlafklima. Schafschurwolle schließt viel Luft ein, wärmt ausgezeichnet, ist gleichzeitig aber luftdurchlässig, staut die Wärme nicht und hat dank ihres Lanolingehalts (Wollfett) eine hohe Selbstreinigungskraft. Wildseide dagegen ist leicht und atmungsaktiv, wärmt sehr gut, nimmt bis zu 40 Prozent ihres Eigengewichts an Feuchtigkeit auf, ohne sich feucht anzufühlen, trocknet sehr schnell wieder und kühlt dadurch angenehm. Unter einer Seidendecke fühlt man sich auch in Sommernächten wohl und schwitzt kaum. Waschbare Baumwolldecken sind wie Wildseidendecken die Alternative für Tierhaarallergiker.

Das Wärmevermögen einer Schlafdecke sollte immer der Jahreszeit angepasst sein, damit man im Sommer nicht schwitzt und im Winter nicht fröstelt. Auch aus hygienischen Gründen sollte man ein und dieselbe Decke nicht das ganze Jahr hindurch verwenden. Lassen Sie Ihre Bettdecke morgens immer gut auslüften. So kann die nachts aufgenommene Feuchtigkeit verdunsten.

So vermeiden Sie Elektrosmog!

„Elektrosmog" ist die populärwissenschaftliche Bezeichnung für potenziell gesundheitsschädliche elektromagnetische Strahlung bzw. elektromagnetische Felder durch elektrische Geräte und Leitungen. Dabei werden sogenannte Wechselfelder erzeugt. Diese Wechselfelder treten auf als elektrische und magnetische Felder sowie elektromagnetische Wellen (wie bei Radiofunk, Fernsehfunk, Mobilfunk). Sie schwingen in einem gleich bleibenden Rhythmus, der als Frequenz bezeichnet und in Hertz (Hz) angegeben wird. Diese Schwingungen stören die natürlichen Schwingungen bzw. die biochemische Elektrizität und Signalübertragung in unserem Organismus. Dadurch kann uns Elektrosmog auf Dauer krank machen.
Nicht ins Schlafzimmer gehören deshalb Fernseher, PC, Stereoanlage, Radiowecker oder Halogenleuchten direkt am Bett. Neben ihrer gesundheitlich bedenklichen Strahlen verbreiten sie eine Atmosphäre von Unruhe und Geschäftigkeit. Durch den Einbau eines sogenannten Netzfreischalters schaffen Sie sich einen netzfreien Raum im Schlafzimmer.

Ein Kissen, das Ihren Kopf und Nacken optimal stützt

Die allseits geschätzten 80 x 80 cm-Kissen sind für einen gesunden Schlaf weniger geeignet. Mit einem 80 x 40 cm-Kissen dagegen entlasten Sie Ihre Nacken- und Schultermuskulatur optimal. Im Handel gibt es auch ergonomisch geformte Kissen. Ideal ist ein variables Kopfkissen, das Sie nach Ihren eigenen Bedürfnissen „gestalten" können.

Die Füllung ist Geschmackssache: Neben den klassischen Daunen gibt es auch Schafwolle, Kapok oder Naturlatexflocken. Wichtig ist auch hier die Luft- und Feuchtigkeitsdurchlässigkeit des Materials. Gönnen Sie sich alle drei bis vier Jahre ein neues Kissen. Denn je älter ein Schlafkissen, desto mehr Schimmelpilze und Staubmilben sammeln sich darin.

Für ein wohliges Ruhegefühl: die richtige Bett- und Nachtwäsche

Bei der Bettwäsche gelten Naturfasern wie Baumwolle, Leinen, Baumwollsatin und Seide als besonders hautfreundlich. Bevorzugen Sie sanfte Farbtöne. Aggressive Muster und kräftige Farben halten wach. Beziehen Sie regelmäßig frisch, Ihrer Hygiene und Ihrem Wohlgefühl zuliebe.

Für Ihre Schlafbekleidung gilt dasselbe wie für Ihre Betttextilien. Sie sollte einerseits praktisch und möglichst aus Naturfasern sein und so für ein angenehmes Schlafklima sorgen, andererseits darf sie auch ästhetische Bedürfnisse befriedigen. Gönnen Sie sich wie für tagsüber Kleidung, in der Sie gut aussehen und in der Sie sich wohl fühlen. Machen Sie sich die Freude, abends in einen edlen Pyjama oder ein schönes Nachthemd zu schlüpfen.

Getrennte Betten – deutlich besserer Schlaf?

Das Ehebett ist, wie Paul Rosenblatt von der University of Minnesota belegen konnte, dem guten Schlaf beider Partner oft weniger zuträglich. Jedes zweite Paar in Deutschland entscheidet sich laut einer Studie an der Charité Berlin deshalb für getrennte Betten und für einen besseren Schlaf. Schlafforscher benennen das Schnarchen eines Partners als wichtigste Ursache für die Störung. Weltweit schnarcht jeder fünfte Erwachsene in der Nacht. Betroffen sind dabei dreimal so viele Männer wie Frauen. Auch in deutschen Schlafzimmern ist Schnarchen wahrscheinlich der häufigste Störfaktor eines erholsamen Schlafs.

Schlafverlierer: die Frauen

Die geräuschvolle Form der nächtlichen Atmung gehört für viele Paare unfreiwillig zu jeder gemeinsamen Nacht. Ursachen sind unter anderem ein mit dem Alter erschlaffendes Gaumensegel, Übergewicht und Alkohol. Eine Studie der britischen Gesellschaft für Schlafapnoe zeigte, dass Menschen durch ihren schnarchenden Partner um zwei Stunden ihres Schlafs gebracht werden würden. Bei einer Beziehungsdauer von 24 Jahren ergebe sich daraus der Verlust von zwei Jahren Lebenszeit. Da die meisten Schnarcher männlich sind, verlieren vor allem die Frauen. Viele der Befragten gaben zudem an, dass durch das ständige Schnarchen und das eigene Schlafdefizit auch ihr Sexualleben beeinträchtigt sei.

Falls Sie nachts immer wieder von Ihrem Partner geweckt werden, empfiehlt sich ein eigenes Schlafzimmer. Das verbessert nicht nur Ihren Schlaf, sondern kann auch für eine bessere Atmosphäre innerhalb Ihrer Beziehung sorgen. Eine Forschungsgruppe von Neurowissenschaftlern in Wien konnte belegen, dass getrennt voneinander verbrachte Nächte „deutlich besseren Schlaf" zur Folge hätten.

2. Ideale Beleuchtung und Raumtemperatur

Nachts reicht das sanfte Licht einer Nachttischlampe aus. Wenn Sie nachts aufstehen und ins Bad müssen, schalten Sie möglichst wenig Lichter an oder verwenden Sie schwächere Birnen bis maximal 40 Watt. Optimal ist Punktlicht. Helligkeit wirkt als Wachmacher und bringt die innere Uhr aus dem Takt. Resultat: bei zu hellem Licht im Schlafzimmer schaltet der Körper schnell wieder in den Wachmodus um. Der Schlaf wird unruhiger und weniger tief. Verdunkeln Sie auch Ihre Fenster mit Jalousien, Rollläden oder Vorhängen, um Lichteinfall von außen zu vermeiden. Denn die Lichtquellen im Freien, wie etwa Straßenlaternen oder Autoscheinwerfer, können in der Nacht ebenfalls Verursacher von Schlafstörungen sein.

Lüften Sie Ihr Schlafzimmer vor dem Schlafengehen. Schlafmediziner des Interdisziplinären Zentrums an der Charité Berlin empfehlen eine Temperatur zwischen 16 und 23 Grad Celsius. Achten Sie darauf, dass diese über Nacht konstant bleibt. Temperaturen unter 16 Grad beeinflussen das Schlafverhalten negativ. Ungünstig sind auch Heizaggregate am Bett.

III. Die zehn größten Schlafirrtümer

Um den Schlaf ranken sich diverse Binsenweisheiten. Dank der enormen Fortschritte der Schlafforschung in den letzten Jahren ließen sich einige „Gewissheiten" zur Nachtruhe als barer Unsinn entlarven.

1. Acht Stunden Schlaf sind das Optimum

Qualität geht ganz eindeutig vor Quantität. Als lebensverlängernd hat sich aus Sicht verschiedener Studien zu diesem Thema eine Schlafdauer von 7,5 Stunden erwiesen. Wer gewohnheitsmäßig weniger als vier Stunden oder länger als zehn Stunden schläft, schadet sich hingegen.

2. Der beste Schlaf ist der vor Mitternacht

Das stimmt nur eingeschränkt. Tatsächlich hängt der tiefste Schlaf davon ab, wann man zu Bett geht. Richtiger müsste es heißen: Der Schlaf um Mitternacht herum ist der Beste. Ein Abendmensch kann durchaus erst um ein Uhr früh ins Bett finden und so in einen guten, tiefen Schlaf fallen.

3. Ältere Menschen brauchen weniger Schlaf

Das Schlafbedürfnis sinkt allmählich in den ersten Lebensjahren. Junge Erwachsene hingegen entwickeln ein individuelles Schlafbedürfnis, das bis ins hohe Alter in etwa gleich bleibt. Das einzige, was sich mit zunehmendem Alter verändert, ist die Schlafqualität. Und: Je älter wir werden, desto geringer der Anteil an Tiefschlaf.

4. Kinder holen sich den Schlaf, den sie brauchen

Jedes erschöpfte Kind schläft irgendwann ein. Es ist allerdings wissenschaftlich erwiesen, dass insbesondere der Nachtschlaf, wenn das Wachstumshormon in den Körper abgegeben wird, essenziell für die kindliche Nachtruhe und sein körperliches Wachstum ist. Feste Schlafenszeiten und ein geregelter Tag-Nacht-Rhythmus haben also eine wesentliche Bedeutung für die Gesundheit. Auch, um eventuellen Schlafstörungen, die das Kind bis ins Erwachsenenalter plagen können, vorzubeugen.
Übrigens: Forschungsarbeiten zeigen auf, wie viel Gewichtszunahme schon jede halbe Stunde weniger Schlaf bei Kindern bewirkt.

5. Wer zu wenig schläft, magert ab

Im Gegenteil. Mit einer entsprechenden Ernährung bzw. einer Insulin-Trennkost und eiweißreichen Abendessen kann man bei einem normalen, gesunden Schlafpensum seine Fettverbrennung ankurbeln und dann heißt es sogar: schlank über Nacht. Einziger Nachteil der schlankmachenden eiweißhaltigen Abendmahlzeiten: Sie machen eher wach als müde.

6. Die Morgenerektion hängt mit einer vollen Blase zusammen

Es ist nachgewiesen, dass es bei Männern während jeder Tiefschlafphase zu einer Erektion kommt. Auch die klitorale Durchblutung bei der Frau ist dann am stärksten. Das hat nichts mit erotischen Träumen zu tun. Nur Männer mit einer organisch bedingten Impotenz haben in dieser Phase keine Erektion.

7. Nur wer durchschläft, schläft gesund

Völlig falsch. Jeder von uns wacht mehrmals (bis zu 28-mal) pro Nacht auf, ohne es zu merken. Manche Schläfer deuten ihr Leichtschlafstadium oft fälschlich als durchgehende Wachphase. Ein Besuch im Schlaflabor zeigt in so einem Fall, dass es sich dabei um eine Fehlinterpretation handelt und die Wachphasen nicht von der gesunden Norm abweichen. Bei Senioren häufen sich die Wachphasen, weshalb viele ältere Schläfer davon ausgehen, dass sie unter Schlafstörungen leiden.

8. Im Schlaf ist das Bewusstsein ausgeschaltet

Keineswegs. Neurologische Untersuchungen zeigten, dass das Gehirn im Schlaf lediglich den Modus wechselt und andere Gehirnareale als am Tag aktiv sind.

9. Fernsehen macht müde

Unsinn. Das Gegenteil ist der Fall, auch wenn mancher schon einmal völlig ermattet vor der Flimmerkiste eingenickt ist. Die Bilder und Geräusche empfindet unser Gehirn als ständige Wecksignale. Das Einschlafen vor dem Fernseher ist dagegen eher ein Warnzeichen des Körpers für eine große Erschöpfung.

10. Wer vorschläft, kann auch mal die Nacht durchmachen

Jein. Am leichtesten fällt Abendmenschen eine durchwachte Nacht. Wer vorschläft und dabei richtig tief schläft, kann zwar Tiefschlafphasen vorziehen, auf die er in der Nacht dann verzichten kann. Andererseits macht einen ein längerer Tiefschlaf am Tag schlapp und man kommt nicht mehr so leicht in die Gänge.

IV. Ein aktiver Alltag für Ihren guten Schlaf

Bewegung im Alltag macht richtig müde, stärkt das Immunsystem, macht freie Radikale unschädlich und gut gelaunt und wirkt so wie ein natürliches Anti-Stress-Programm! Checken Sie Ihren Alltag daraufhin ab, wie viel Zeit Sie körperlicher Aktivität einräumen können und achten Sie vom morgendlichen Aufstehen an bewusst auf mehr Bewegung. Diese lässt sich auch nebenbei bei Routinetätigkeiten einbauen, die man ansonsten stehend durchführt. Wippen Sie morgens beim Zähneputzen in den Knien oder laufen Sie auf der Stelle.

Bringen Sie Ihren Kreislauf morgens in Schwung, indem Sie sich ausgiebig dehnen und strecken. Lassen Sie das Auto für kurze Einkäufe oder Gänge stehen und steigen Sie um aufs Rad oder gehen Sie zu Fuß. Verzichten Sie tagsüber auf den Aufzug oder Rolltreppen und steigen Sie so oft wie möglich Treppen. Gehen Sie insgesamt so viel wie möglich zu Fuß. Die Aktivitäten müssen nicht immer gleich schweißtreibend sein, aber jede Bewegung sorgt dafür, dass Ihr Körper ins Lot kommt und er abends während der Ruhephase wirklich umschalten kann auf Entspannung und Ermüdung.

Idealerweise absolvieren Sie jedoch ein regelmäßiges Sporttraining – vor allem auch für eine effiziente Gewichtsreduktion. Wir empfehlen HIT – das High Intensity Training. Es kombiniert Ausdauer- mit Krafttraining. Ab Seite 123 finden Sie 6-Wochen-Trainingsprogramme sowohl für Sportanfänger als auch Geübte.

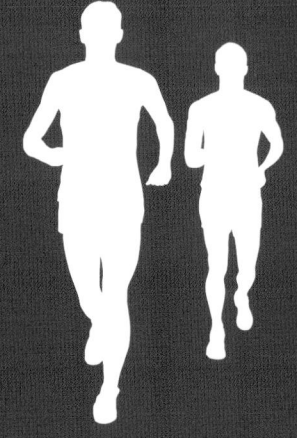

Schlank dank Bewegung

Schlank dank Bewegung

I. HIT – Das Trainingsprogramm

Die beste Trainingszeit

Für das HI-Trainingsprogramm sind am besten der Morgen oder der Abend geeignet. Der Grund liegt in der prinzipiell zwischen 6 und 9 Uhr sowie 17 und 20 Uhr erhöhten Testosteronausschüttung des Körpers – das gilt sowohl für Männer als auch für Frauen. Beide Zeiträume sind also ideal für Sport, weil das gute Angebot an diesem körpereigenen Anabolika hervorragende Regenerationspower liefert und damit das Muskelwachstum optimal begünstigt. Entscheiden Sie also selbst, wann es Ihnen persönlich besser passt oder wann es Ihr Tagesrhythmus erlaubt.

Zum Abnehmen morgens schwitzen

Um Pfunde zu verlieren, ist der „Power-Nüchternlauf mit Hormontuning" ideal. Was das ist? Sie trainieren morgens noch vor dem Frühstück und profitieren von der Tatsache, dass kein durch Kohlenhydrate verursachter hoher Insulinwert Ihre Testosteronausschüttung blockiert. Ihr vermehrter Energieverbrauch wird somit direkt von Ihren Fettzellen gestillt. Sie haben beim „Frühtraining" immer einen deutlich besseren Effekt, weil Sie die längste Nüchternphase der Nacht verlängern und damit die Fettverbrennung für den Körper erleichtern.

Doch auch das Abendtraining hat seine Vorteile. Sie können nämlich beim späten HIT einen Ausgleich zu einem stressigen und anstrengenden Arbeitstag schaffen. Denn mit einem hohen Adrenalin- bzw. Noradrenalinspiegel haben Sie zwischen 17 und 20 Uhr genügend Leistungsreserven, um nach dem Job ein wirksames Training zu absolvieren. Gleichzeitig ist nach dem Sport Ihr Hormonspiegel optimiert, also wurden Stresshormone abgebaut. Reizbarkeit und Müdigkeit sind dann wie weggeblasen und eine effektive Entspannungsphase kann einsetzen.

Die Regelmäßigkeit entscheidet

Letztlich ist die beste Trainingszeit Geschmackssache. Denn entscheidend ist das individuelle Wohlbefinden. Wer sich beispielsweise morgens aus dem Bett quälen muss, für den ist ein Abendtraining besser geeignet. Was aber nicht nach Geschmack entschieden werden sollte – zumindest nicht, wenn Ihr Training Erfolge bringen soll -, ist die Häufigkeit. Dreimal pro Woche sollten Sie laufen oder walken gehen. Trainieren Sie nicht an zwei aufeinanderfolgenden Tagen, da sich die Muskeln ausreichend erholen sollten, bevor sie wieder gefordert werden. Ergänzen können Sie das HI-Intervalltraining durch gezielte Kraft- und Dehnübungen (ab Seite 129), die jeweils am Lauftag absolviert werden.

High Intensity Coaching

HIT unterscheidet sich vom klassischen Lauftraining mit seinen hohen Intensitäten im Intervall. Wie schaffen Sie es, diese in die Tat umzusetzen?

- Bevor sie loslaufen, ist es wichtig, Ihre innere Bereitschaft für die besondere Belastung zu aktivieren. Konzentrieren Sie sich kurz und stellen sich bewusst darauf ein, dass HIT zwischendurch richtig anstrengend wird. Im gleichen Maß lohnt es sich aber auch – das sollen Sie immer im Kopf behalten.

- Für die intensiven Phasen – das Sprinten oder schnelle Laufen – müssen Sie sich nicht sklavisch an die Uhr halten. Nehmen Sie sich am besten einen Punkt in der Landschaft ins Auge, bis zu dem Sie das hohe Tempo durchhalten werden: bis zur Kurve, zum Busch oder zur Laterne. Oder Sie laufen zu zweit und geben abwechselnd das Tempo und den Zielpunkt vor. Haben Sie es geschafft, freuen Sie sich über Ihren Erfolg und achten darauf, dass Ihre Atmung wieder ruhiger wird. Entspannen Sie sich innerlich beim Weiterlaufen und bereiten sich innerlich bereits auf die nächste HI-Phase vor.

- Ab der zweiten Trainingswoche werden Sie den Anstieg Ihrer Leistungsfähigkeit deutlich merken. Um den Erfolg jedoch nicht nur zu „fühlen", sondern auch mit konkreten Zahlen belegen zu können, messen Sie nach 2 und 4 Wochen HIT erneut Ihre Leistungsparameter (nutzen Sie die Tests ab Seite 117). Die Ergebnisse werden Ihnen zeigen, welch positive Wirkung HIT auf Ihre körperliche Verfassung hat.

- Auch die Uhr zeigt Ihnen Ihre wachsende körperliche Fitness. Sie werden bereits in der zweiten Woche feststellen, dass die Strecke, die Sie im Intensivintervall in einer bestimmten Zeit zurücklegen, sich stetig verlängert. Setzen Sie sich immer wieder Start- und Zielpunkte für die schnellen Phasen – von der Wegbiegung bis zum Baum, von der Ampel bis zum roten Gebäude, vom Entenweiher bis zum Blumenbeet – und staunen Sie, wie schnell Sie sie erweitern können.

- Belohnen Sie sich – einfach nur dafür, dass Sie trainieren. Legen Sie ab und an einen entspannten Wellnesstag ein, kaufen Sie sich etwas Nettes zum Anziehen, wenn ein paar Pfunde weg sind, oder lassen Sie sich von Ihrem Partner ins Kino oder Theater ausführen.

1. Ihr persönlicher HIT-Test

Bevor Sie mit dem HI-Training beginnen, sollten Sie Ihren Fitnessstand ermitteln. Denn davon hängen die Intensitäten ab, mit denen Sie Ihr individuelles Programm absolvieren. Das heißt, Sie machen zunächst eine Art Bestandsaufnahme Ihrer aktuellen Leistungsfähigkeit. Fünf Parameter zu Ihrem Körper und seinen Funktionen sowie zur Ihrer aktuellen Fitness geben Ihnen Auskunft darüber, ob Sie mit dem Laufprogramm für Geübte, mit dem Einsteiger-Laufprogramm oder zunächst mit Walking starten sollten.

Die wichtigsten Faktoren

Gehen Sie den folgenden Test mit seinen fünf Größen Schritt für Schritt durch. Manches können Sie sofort bestimmen, anderes braucht ein bisschen mehr Vorbereitung – insbesondere der Ausdauertest, der aber wesentlich ist. Am Ende erhalten Sie eine Punktzahl, mit der Sie sich für einen der drei Trainingspläne ab Seite 124 qualifizieren.

Halten Sie die Ergebnisse Ihres Tests am besten schriftlich fest. So können Sie sich nach ein paar Trainingswochen vor Augen führen, wo Sie sich überall verbessert haben. Das motiviert zum Weitermachen!

Ihre momentane Leistungsfähigkeit

Um herauszufinden, wie intensiv Sie Ihr Training beginnen können, müssen Sie schon jetzt aktiv werden: Ein Ausdauer- und je ein Krafttest für die Arme und Beine zeigen Ihnen, wie „sportlich" Sie momentan sind.

Ausdauertest

In welcher Zeit laufen Sie tausend Meter? Das ist die entscheidende Frage für den ersten Testteil. Suchen Sie sich dafür in Ihrer Umgebung eine geeignete Laufstrecke von ziemlich genau einem Kilometer Länge. Am einfachsten geht es natürlich auf einem Sportplatz, den Sie zweieinhalb umrunden müssen. Sie können aber auch mit dem Auto oder dem Fahrrad eine 1.000-m-Strecke abmessen.

Begeben Sie sich nach einem kurzen Aufwärmen – lockeres, sehr langsames Joggen – an den Startpunkt und laufen Sie los. Können Sie die Strecke nicht auf einmal durchlaufen, kein Problem, machen Sie Gehpausen zwischendurch: Wenn Sie nicht mehr können, dann gehen Sie. Sobald Sie wieder Kraft geschöpft haben, joggen Sie ruhig weiter. Messen Sie die Zeit, die Sie insgesamt brauchen, um die tausend Meter zu schaffen. In der folgenden Übersicht finden Sie dann Ihre Punktzahl, die Sie notieren sollten.

Auswertung Ausdauertest

Für Männer gilt:		Für Frauen gilt:	
7 min =	1 Punkt	7 min =	1 Punkt
5,5 bis 7 min =	2 Punkte	6 bis 7,5 min =	2 Punkte
< 5,5 min =	3 Punkte	< 6 min =	3 Punkte

Krafttest für die Beine

Testen Sie, wie viele Kniebeugen Sie ohne Pause schaffen. Stellen Sie die Beine dazu gut schulterbreit auseinander und gehen Sie so weit nach unten, dass die Oberschenkel waagrecht zum Boden zeigen. Wieder aufrichten – und erneut beugen.

Auswertung Krafttest für die Beine

Für Männer gilt:		Für Frauen gilt:	
40 und mehr =	3 Punkte	30 und mehr =	3 Punkte
30 bis 39 =	2 Punkte	20 bis 29 =	2 Punkte
20 bis 29 =	1 Punkt	10 bis 19 =	1 Punkt
bis zu 19 =	0 Punkte	bis zu 9 =	0 Punkte

Krafttest für die Arme

Natürlich ist Laufen vor allem Beinsache. Doch es geht hier um den Fitnessstand Ihres Körpers im Allgemeinen. Und wie Sie mittlerweile wissen, verbrennen auch die Armmuskeln viel Fett – wenn sie gut trainiert sind.

Testen Sie also, wie viele Liegestütze Sie ohne Pause ausführen können. Da Männer und Frauen hier deutlich unterschiedliche Leistungen erzielen, ist der Test darauf abgestimmt: Frauen üben den Knieliegestütz, indem sie die Knie aufsetzen (Bild 1). Männer testen sich im Langliegestütz (Bild 2).

1

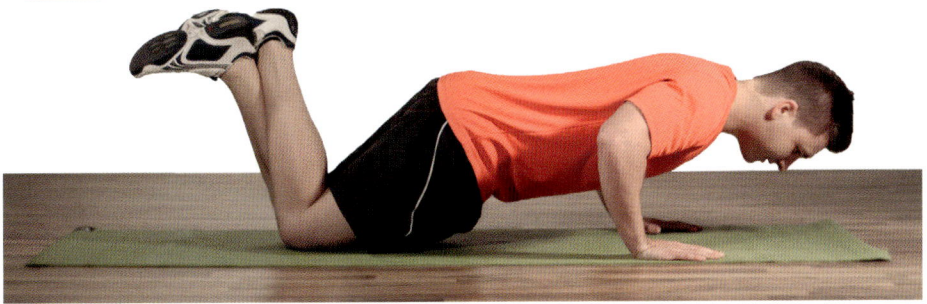

Liegestütz für Frauen

2

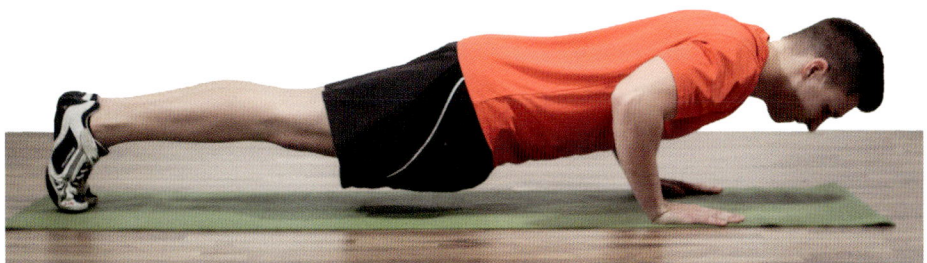

Liegestütz für Männer

Auswertung Krafttest für die Arme

Für Männer gilt:		Für Frauen gilt:	
30 und mehr =	3 Punkte	15 und mehr =	3 Punkte
20 bis 29 =	2 Punkte	10 bis 14 =	2 Punkte
10 bis 19 =	1 Punkt	5 bis 9 =	1 Punkt
bis zu 9 =	0 Punkte	bis zu 4 =	0 Punkte

Allgemeine körperliche Parameter

Zwei weitere Größen runden den Test ab: der Ruhepuls und der aktuelle Bauchumfang. Ergänzen Sie diese Ergebnisse auf Ihrem Notizblatt.

Ruhepuls

Körperliche Aktivität ist die wichtigste Komponente beim Vorbeugen gegen Herz-Kreislauf-Erkrankungen. Als bedeutender Faktor gilt dabei, wenn sich der Ruhepuls senkt. Genau das wird nach wenigen Wochen HI-Training bereits der Fall sein. Der Ruhepuls ist damit auch ein wichtiger Baustein des Eingangstests, mit dem Sie feststellen, wie intensiv Sie überhaupt mit dem Training beginnen sollten.

Dieser Puls muss – der Name Ruhepuls sagt es – gemessen werden, wenn Sie keinerlei Aktivität nachgehen oder in den letzten Minuten oder besser Stunden nachgegangen sind. Der Morgen eignet sich daher am besten für die Messung: Entweder zählen Sie vor dem Aufstehen mit den Fingern an der Halsseite 30 Sekunden lang Ihren Puls und verdoppeln den Wert – so haben Sie den Ruhepuls pro Minute. Oder noch besser: Sie schlafen eine ganze Nacht mit einem Pulsmesser um Ihre Brust. Notieren Sie dann gleich nach dem Aufwachen den angezeigten Wert. Er wird Ihren Ruhepuls sehr genau wiedergeben.

Auswertung Ruhepuls

Beim Ruhepuls muss nicht zwischen den Geschlechtern unterschieden werden. Daher gilt für beide:	
bis zu 60 Schläge pro Minute =	3 Punkte
60 bis 80 Schläge =	2 Punkte
über 80 Schläge =	1 Punkt

Bauchumfang

Ab einem gewissen Bauchumfang steigen die gesundheitlichen Risiken – im Leben, speziell aber auch beim Training. Daher ist dieser Parameter wichtig für Ihre Einstufung in das optimale Trainingslevel. Außerdem: Wenn Sie diesen Wert einmal gemessen haben und dann etwa jede Woche neu prüfen, werden Sie am schnellsten Ihre Abnehmerfolge erkennen.

Messen Sie im Stehen und mit freiem Oberkörper. Legen Sie das Maßband in der Mitte zwischen dem unteren Rippenbogen und dem Becken an – etwa auf Nabelhöhe. Lesen Sie den Bauchumfang in leicht ausgeatmetem Zustand ab.

Auswertung Bauchumfang

Für Männer gilt:		Für Frauen gilt:	
bis 94 cm =	3 Punkte	bis 80 cm =	3 Punkte
95 bis 102 cm =	2 Punkte	81 bis 88 cm =	2 Punkte
103 bis 112 cm =	1 Punkt	89 bis 94 cm =	1 Punkt
ab 113 cm =	0 Punkte	ab 95 cm =	0 Punkte

HIT lohnt sich

Wenn Sie mit HIT abnehmen, fühlt sich das toll an. Und es macht Sie in jeder Hinsicht fitter. Angenommen, Sie haben zehn Kilo verloren. Dadurch wird Ihr Stoffwechsel stärker, Ihre Cholesterinwerte regulieren sich, Ihr Blutdruck sinkt, und zwar um bis zu 15 mm/Hg im oberen Wert und um bis zu 10 mm/Hg im unteren Wert. Damit erhöht sich Ihre Lebensqualität insgesamt und Ihre Leistungsfähigkeit steigt um 10 %. Gleichzeitig erhöht sich die Fähigkeit Ihres Körpers, Blutgerinnsel aufzulösen um 20 %. Das alles kann Ihr Leben um mindestens drei Jahre verlängern.

Die Auswertung

Nun können Sie die Gesamtpunktzahl errechnen. Der folgende Überblick verrät Ihnen, welches Programm das Ihre ist.

Gesamtauswertung

- Ab einer Gesamtpunktzahl von 14 empfiehlt sich für Sie der Trainingsplan für Geübte auf den Seiten 127.

- Haben Sie 9 bis 13 Punkte erreicht, sollten Sie mit dem Trainingsplan für Laufeinsteiger beginnen, Seiten 126.

- Kommen Sie auf 8 oder weniger Punkte, empfehlen wir, dass Sie zunächst walken oder nordisch walken. Beginnen Sie also mit dem Trainingsplan für Walker auf den Seiten 124.

Ihre persönliche Belastung beim Training

Nach welchem Trainingsplan Sie laufen, wissen Sie jetzt. Sie sollten nun noch festlegen, bei welcher Anstrengung Sie die für HIT notwendige Belastung erreichen. Es gibt zwei Anhaltspunkte: Ihre Pulsfrequenz und/oder Ihre subjektive Einschätzung nach der im Folgenden erklärten Borgskala.

Pulsfrequenz

Um mit Ihrer Herzfrequenz zu arbeiten, brauchen Sie eine Pulsuhr, die Sie beim Laufen tragen. Ihren Ruhepuls haben Sie bereits im Test ermittelt (Seite 120). Nun geht es um den optimalen Trainingspuls, was bei HIT zwei unterschiedliche Größen sind: Für die langsameren Phasen sollten Sie mit einem Puls von 190 minus Lebensalter laufen. In den Intensivintervallen wird der Puls natürlich höher. Hier gilt die Formel: 200 minus halbes Lebensalter, davon ziehen Sie dann noch 5 Prozent ab. Diesen Wert sollten Sie in den HI-Phasen anstreben, aber nicht überschreiten.

Borgskala

Die Alternative zur Pulsuhr: Sie entwickeln Ihr Belastungsempfinden und „erspüren" Ihre Anstrengung. Als Orientierung dient Ihre empfundene Atemnot, der Sie nach der folgenden Skala einen entsprechenden Wert geben. So können Sie Ihre subjektive Selbsteinschätzung bei körperlicher Belastung nutzen.

Borgskala für die Selbsteinschätzung

0 = überhaupt keine Atemnot
0,5 = sehr, sehr milde (knapp wahrnehmbar)
1 = sehr milde
2 = milde
3 = mäßig
4 = recht schwer
5 = schwer
6 = noch etwas schwerer
7 = sehr schwer
8 = sehr, sehr schwer
9 = extrem schwer (fast maximal)
10 = maximale Atemnot

In den ruhigen Phasen sollten Sie ungefähr die Stufe 3 erreichen. Versuchen Sie hingegen, in den intensiven Phasen den Punkt 8 zu schaffen. Ihr Atem wird dann „sehr, sehr schwer" gehen, noch schneller sollten Sie nicht werden. Weil die Herzfrequenz aufgrund der individuellen Schwankungen nur eine grobe Orientierung geben kann, empfehlen wir allen Läufern, die Borgskala in ihr Training einzubeziehen.

2. Die Trainingspläne

Sie wissen nun, wo Sie stehen. Die Tests ab Seite 117 haben Ihnen verraten, ob Sie gleich laufen oder zunächst walken sollten. In der Gruppe der Walker fangen Sie nun mit sechs Wochen (Nordic) Walking nach den Plänen ab Seite 124 an. Lag Ihre Punktezahl im Test bei mindestens 9, sollten Sie unbedingt das Laufen favorisieren. Der Energieverbrauch ist einfach höher als beim Walken. Wenn allerdings orthopädische Probleme dagegen sprechen, empfehlen wir, in das Walkingprogramm ab der 4. Woche einzusteigen und die 6. Woche dann mehrmals zu absolvieren.

Das (Nordic-) Walkingprogramm

In der ersten Woche müssen Sie sich erst an die Intensivphasen gewöhnen. Beginnen Sie zunächst damit, sich langsamem gehend zwei Minuten aufzuwärmen. Dann steigern Sie das Tempo und folgen den Vorgaben des Programms ab Seite 124: Sie walken, und dann joggen Sie – kein Sprint. Wenn Sie Stöcke nutzen, nehmen Sie sie derweil nur in die Hand. Am Ende sollten Sie ausgiebig dehnen. Übungen dazu auf Seite 145.

Das Laufprogramm für Einsteiger

Lassen Sie sich nicht von der vielleicht als extrem empfundenen Belastung abschrecken. Klar ist das Programm (ab Seite 126) anstrengend und das Laufen geht nur zäh – weil der Körper es noch nicht kennt! Aber seien Sie sicher: Aber der zweiten Woche wird es spürbar besser. Der Körper braucht Zeit, um sich anzupassen. Denken Sie an Ihre Belohnung: gesteigerte Fettverbrennung, höhere Leistungsfähigkeit, optimierter Stoffwechsel.

Das Laufprogramm für Geübte

HIT verspricht selbst fortgeschrittenen Läufern überzeugende Vorteile gegenüber den bekannten langen, gleichförmigen Läufen auf kaum noch verändertem Leistungsniveau. Mit HIT werden Sie Ihre ohnehin schon beachtliche Leistungsfähigkeit weiter erhöhen.

Seien Sie sich bewusst: Das Laufprogramm für Fortgeschrittene (siehe Seite 127) ist eine sehr intensive HIT-Einheit. Nach dem Training sollten Sie sich immer noch wohlfühlen, obwohl Sie selbstverständlich erschöpft sein werden. Gibt es jedoch Anzeichen von Übelkeit oder Schwindel, sollten Sie zunächst ins Programm für Laufeinsteiger ab Woche 4 (Seite 126) wechseln.

Belastungsnormative nutzen

Nur wenn Dauer, Intensität und Häufigkeit des Trainings optimal aufeinander abgestimmt sind, können Sie mit einem maximalen Trainingserfolg rechnen. Unsere Pläne machen's vor – je genauer Sie sich daran halten, umso rascher winken die Erfolge.

3. Trainingsplan für Walker

Woche 1	Trainingstag 1	Trainingstag 2	Trainingstag 3
Rhythmus	Walken: 3 Minuten Joggen: 20 Sekunden	Walken: 4 Minuten Joggen: 20 Sekunden	Walken: 4 Minuten Joggen: 20 Sekunden
Wiederholungen	5	4	4
Woche 2	Trainingstag 1	Trainingstag 2	Trainingstag 3
Rhythmus	Walken: 4 Minuten Joggen: 30 Sekunden	Walken: 5 Minuten Joggen: 30 Sekunden	Walken: 5 Minuten Joggen: 30 Sekunden
Wiederholungen	5	4	4

Woche 3	Trainingstag 1	Trainingstag 2	Trainingstag 3
Rhythmus	Walken: 5 Minuten Joggen: 1 Minute	Walken: 5 Minuten Joggen: 30 Sekunden	Walken: 5 Minuten Joggen: 1 Minute
Wiederholungen	5	5	5
Woche 4	Trainingstag 1	Trainingstag 2	Trainingstag 3
Rhythmus	Walken: 7 Minuten Joggen: 1:30 Minuten	Walken: 7 Minuten Joggen: 1:30 Minuten	Walken: 8 Minuten Joggen: 1:30 Minuten
Wiederholungen	3	3	3
Woche 5	Trainingstag 1	Trainingstag 2	Trainingstag 3
Rhythmus	Walken: 8 Minuten Joggen: 2 Minuten	Walken: 8 Minuten Joggen: 2 Minuten	Walken: 9 Minuten Joggen: 2 Minuten
Wiederholungen	3	3	3
Woche 6	Trainingstag 1	Trainingstag 2	Trainingstag 3
Rhythmus	Walken: 10 Minuten Joggen: 2 Minuten	Walken: 10 Minuten Joggen: 2 Minuten	Walken: 10 Minuten Joggen: 2 Minuten
Wiederholungen	3	3	3

Die Trainingspläne

Für jede Trainingswoche finden Sie drei Tage, für die angegeben ist, wie lange Sie sich locker und wie lange Sie sich intensiv bewegen sollten. Die Zahl der Wiederholungen zeigt an, wie oft Sie in diesem Zyklus laufen sollten.

Danach

Nach 6 Wochen HIT-Walking empfehlen wir Ihnen, sich neu zu testen (ab Seite 117). Wenn es Ihre Fitness erlaubt und Sie Ihre Ergebnisse weiter verbessern möchten, sollten Sie dann ins Laufprogramm ab Seite 126 einsteigen. Ansonsten können Sie weiter walken und die 6. Woche mehrfach wiederholen.

4. Trainingsplan für Laufeinsteiger

Woche 1	Trainingstag 1	Trainingstag 2	Trainingstag 3
Rhythmus	Joggen: 2 Minuten Sprinten: 10 Sekunden	Joggen: 3 Minuten Sprinten: 10 Sekunden	Joggen: 2 Minuten Sprinten: 10 Sekunden
Wiederholungen	6	4	6
Woche 2	Trainingstag 1	Trainingstag 2	Trainingstag 3
Rhythmus	Joggen: 3 Minuten Sprinten: 10 Sekunden	Joggen: 5 Minuten Sprinten: 10 Sekunden	Joggen: 3 Minuten Sprinten: 10 Sekunden
Wiederholungen	6	4	6
Woche 3	Trainingstag 1	Trainingstag 2	Trainingstag 3
Rhythmus	Joggen: 4 Minuten Sprinten: 15 Sekunden	Joggen: 6 Minuten Sprinten: 15 Sekunden	Joggen: 4 Minuten Sprinten: 15 Sekunden
Wiederholungen	6	4	6
Woche 4	Trainingstag 1	Trainingstag 2	Trainingstag 3
Rhythmus	Joggen: 6 Minuten Sprinten: 15 Sekunden	Joggen: 8 Minuten Sprinten: 15 Sekunden	Joggen: 6 Minuten Sprinten: 15 Sekunden
Wiederholungen	4	3	4
Woche 5	Trainingstag 1	Trainingstag 2	Trainingstag 3
Rhythmus	Joggen: 8 Minuten Sprinten: 25 Sekunden	Joggen: 10 Minuten Sprinten: 25 Sekunden	Joggen: 8 Minuten Sprinten: 25 Sekunden
Wiederholungen	4	3	4
Woche 6	Trainingstag 1	Trainingstag 2	Trainingstag 3
Rhythmus	Joggen: 10 Minuten Sprinten: 25 Sekunden	Joggen: 10 Minuten Sprinten: 25 Sekunden	Joggen: 12 Minuten Sprinten: 25 Sekunden
Wiederholungen	3	3	3

Die Trainingspläne

Für jede Trainingswoche finden Sie drei Tage, für die jeweils angegeben ist, wie lange Sie sich locker und wie lange Sie sich intensiv bewegen sollten. Die Zahl der Wiederholungen zeigt an, wie oft Sie in diesem Zyklus laufen sollten.

Danach

Steigen Sie ins Laufprogramm für Geübte, Woche 4, ein. Wenn Sie unsicher sind, wiederholen Sie den Test ab Seite 117.

5. Trainingsplan für Geübte

Woche 1	Trainingstag 1	Trainingstag 2	Trainingstag 3
Rhythmus	Joggen: 5 Minuten Sprinten: 30 Sekunden	Joggen: 5 Minuten Sprinten: 30 Sekunden	Joggen: 5 Minuten Sprinten: 30 Sekunden
Wiederholungen	4	4	4
Woche 2	Trainingstag 1	Trainingstag 2	Trainingstag 3
Rhythmus	Joggen: 10 Minuten Sprinten: 30 Sekunden	Joggen: 10 Minuten Sprinten: 30 Sekunden	Joggen: 10 Minuten Sprinten: 30 Sekunden
Wiederholungen	3	3	3
Woche 3	Trainingstag 1	Trainingstag 2	Trainingstag 3
Rhythmus	Joggen: 9 Minuten Sprinten: 35 Sekunden	Joggen: 9 Minuten Sprinten: 35 Sekunden	Joggen: 9 Minuten Sprinten: 35 Sekunden
Wiederholungen	3	3	3
Woche 4	Trainingstag 1	Trainingstag 2	Trainingstag 3
Rhythmus	Joggen: 10 Minuten Sprinten: 45 Sekunden	Joggen: 8 Minuten Sprinten: 45 Sekunden	Joggen: 6 Minuten Sprinten: 45 Sekunden
Wiederholungen	3	3	3

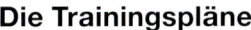

Woche 5	Trainingstag 1	Trainingstag 2	Trainingstag 3
Rhythmus	Joggen: 10 Minuten Sprinten: 1 Minute	Joggen: 10 Minuten Sprinten: 1 Minute	Joggen: 10 Minuten Sprinten: 1 Minute
Wiederholungen	3	3	3
Woche 6	Trainingstag 1	Trainingstag 2	Trainingstag 3
Rhythmus	Joggen: 7 Minuten Sprinten: 1:15 Minuten	Joggen: 7 Minuten Sprinten: 1:15 Minuten	Joggen: 7 Minuten Sprinten: 1:15 Minuten
Wiederholungen	4	4	4

Die Trainingspläne

Für jede Trainingswoche finden Sie drei Tage, für die jeweils angegeben ist, wie lange Sie sich locker und wie lange Sie sich intensiv bewegen sollten. Die Zahl der Wiederholungen zeigt an, wie oft Sie in diesem Zyklus laufen sollten.

Danach

Wenn Sie dieses Programm absolviert haben, sind Sie einfach fit! Trainieren Sie nach den HIT-Prinzipien weiter – Sie können dabei natürlich auch die späteren Wochen dieses Programms wiederholen.

II. Die besten Kraft- und Dehnübungen

HIT bedeutet, parallel zur Ausdauer die Kraft zu trainieren und die beteiligten Muskeln maximal zu stimulieren. Das alles geschieht direkt beim Laufen. Wer den Effekt weiter steigern und bestimmte Muskeln noch stärker ausbilden möchte, kann mit klassischen Kraftübungen das Laufen hervorragend unterstützen. Denn je fitter Sie sind, desto besser funktioniert auch Ihr HIT! Außerdem: Je mehr Muskeln im Körper arbeiten, umso mehr „Brennöfen" sorgen für die Optimierung Ihres Stoffwechsels.

Hilfreiches Bodentraining

Die folgenden Übungen haben einen sehr hohen Wirkungsgrad auf die sechs Hauptmuskelgruppen. Sie brauchen dafür keine Sportgeräte, nur für die Arme sollten Sie zwei Hanteln zu je 1,5 Kilogramm oder aber gefüllte Wasserflaschen bereitlegen.

Wie oft trainieren?

Ihr HI-Training unterstützen Sie optimal, wenn Sie zweimal pro Woche 20 bis 30 Minuten Kraftübungen absolvieren. Und zwar an Tagen, an denen Sie auch laufen, denn nur so kann sich Ihr Körper an den anderen Tagen genügend erholen. Es empfiehlt sich, Rücken, Bauch, und Rumpf immer zu trainieren, zusätzlich an einem Tag die Beine und am anderen Tag die Arme und die Schultern. Bei den einzelnen Muskelgruppen können Sie sich die Übungen heraussuchen, die Sie ansprechen, oder aber alle trainieren. Achten Sie auf die Gesamtzeit von etwa einer halben Stunde.

Für Einsteiger und Geübte

Haben Sie im Test (ab Seite 117) bis zu 13 Punkte erreicht, sollten Sie wie folgt trainieren: Sie absolvieren jede Übung in zwei Sätzen von je 12 bis 15 Wiederholungen. Bei statischen Übungen wird eine Position gehalten – dafür sind jeweils Zeiten angegeben. Haben Sie im Test mindestens 14 Punkte erreicht, trainieren Sie nach diesem Muster: Sie absolvieren jede Übungen in drei Sätzen von jeweils 15 bis 18 Wiederholungen.

Dehnen nicht vergessen

Ab Seite 145 finden Sie die Dehnübungen für alle Hauptmuskelgruppen. Dehnen ist nicht nur gut, um die Muskulatur geschmeidig zu halten. Nach

SCHLANK DANK BEWEGUNG

neueren Forschungen weiß man, dass gezieltes Dehnen selbst Muskulatur aufbaut. Sie sollten die Beindehnungen daher am besten immer nach Ihrem Lauftraining absolvieren und zudem nach Ihrem Krafttraining jeweils die dabei angesprochenen Muskeln dehnen.

1. Beine

Beinheben (Bild 3 und 4)

▶ Sie stehen gerade, Rücken aufrecht, der Kopf in Verlängerung der Wirbelsäule. Ziehen Sie den Bauchnabel nach innen und atmen Sie dabei ruhig weiter. Beugen Sie das linke Bein leicht.
▶ Heben und senken Sie das gestreckte rechte Bein nach vorn auf und ab, bis zu 15- oder 18-mal. Der Fuß ist dabei abgewinkelt, die Zehen zeigen nach oben. Das arbeitende Bein berührt während der gesamten Übung nicht den Boden.
▶ Üben Sie anschließend mit dem linken Bein.

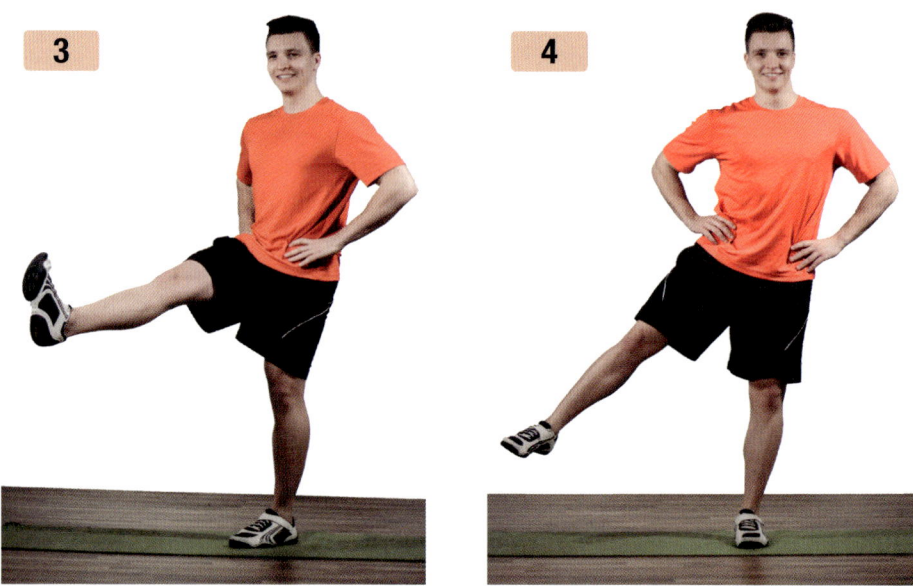

Variante: Variieren Sie, indem Sie das Bein seitwärts und rückwärts heben und senken. (Bild 4)

Kniebeuge (Bild 5)

► Gehen Sie in einen großen Ausfallschritt und beugen Sie beide Beine. Achten Sie darauf, den Oberkörper aufrecht und das vordere Kniegelenk senkrecht über dem Fußgelenk zu halten. Der Bauch ist angespannt.

► Bewegen Sie sich langsam auf und ab.

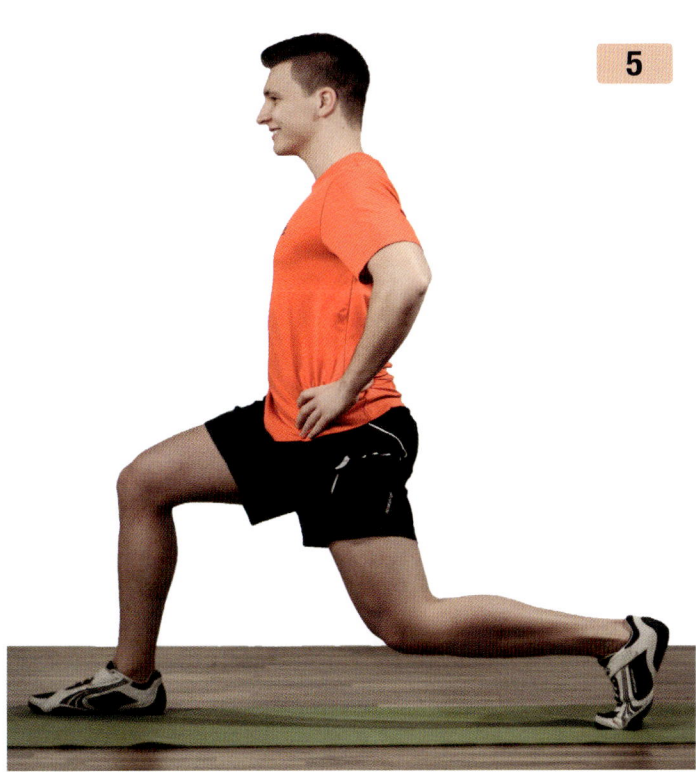

5

2. Arme

Liegestütz für die Arm- und Brustmuskulatur (Bild 6 und 7)

▶ Stützen Sie sich auf Hände und Füße. Die Arme sind durchgedrückt, der Körper bildet eine Linie.
▶ Beugen Sie beim Einatmen die Arme mit abgespreizten Ellenbogen so weit, dass sich Ihr Oberkörper und das Gesäß dem Boden möglichst weit nähern. Beim Ausatmen langsam wieder hochkommen.

6

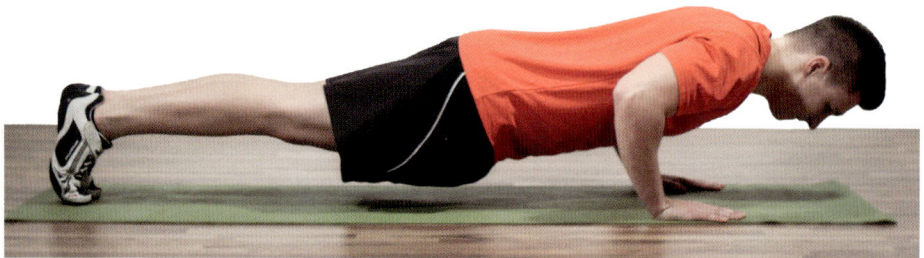

7

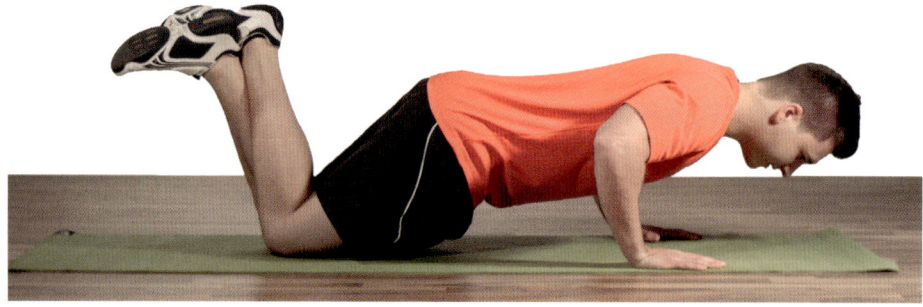

Variante: Üben Sie diesen Liegestütz mit abgestützten Knien. (Bild 7)

Liegestütz für den Trizeps (Bild 8)

▶ Stützen Sie sich auf Hände und Füße, die Arme sind durchgestreckt, der Körper bildet eine Linie.
▶ Beugen Sie beim Einatmen die Arme, sodass sich Ihr gesamter Körper dem Boden nähert. Die Arme bleiben dabei so eng wie möglich am Körper.
▶ Drücken Sie sich beim Ausatmen wieder nach oben.

8

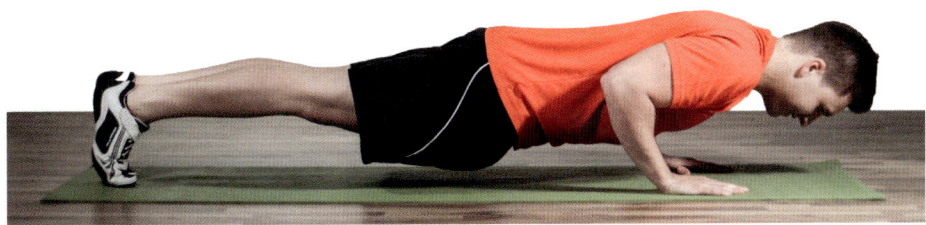

Variante: Üben Sie diesen Liegestütz, indem Sie die Knie aufstützen.

Umgekehrter Liegestütz (Bild 9)

▶ Setzen Sie sich mit ausgestreckten Beinen auf den Boden, die Hände sind neben dem Körper abgestützt.
▶ Heben Sie den Körper vom Boden ab, indem Sie die Arme strecken.
▶ Bewegen Sie den Oberkörper auf und ab, die Ellbogen zeigen dabei nach hinten.

9

Variante: Heben Sie beim umgekehrten Liegestütz ein Beim mit an, während Sie die Arme beugen und strecken.

3. Schultern

Schultergürtelübung (Bild 10)

▶ Sie stehen aufrecht in leichter Grätschstellung. Führen Sie die gestreckten Arme auf Schulterhöhe in die Waagerechte. Der Hals sollte lang bleiben, die Schultern tief.

▶ Spannen Sie Ihren gesamten Körper an und beginnen Sie die Arme auf und ab wippen zu lassen.

▶ Führen Sie diese Übung 30 bis 45 Sekunden lang aus.

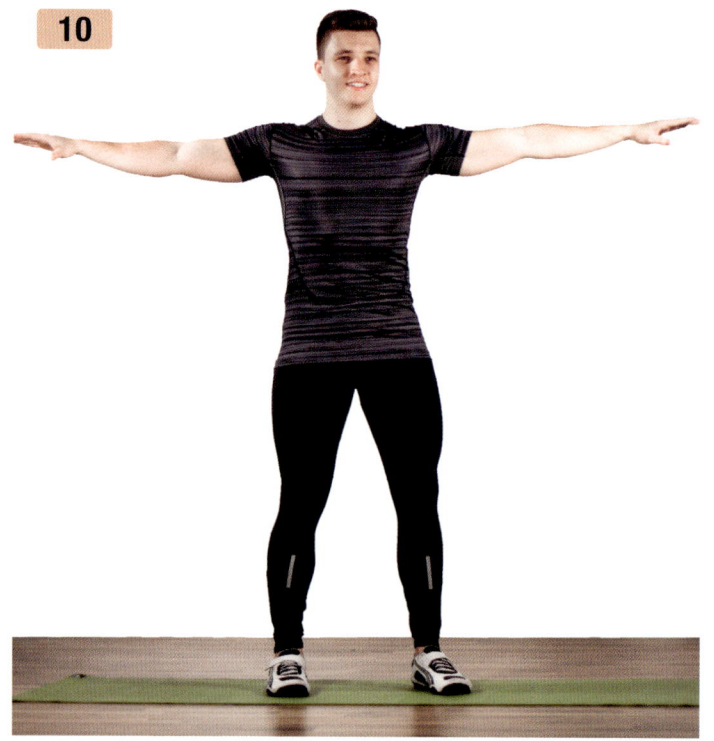

TIPP

Bei dieser Übung kommt es nicht auf die Zahl der Wiederholungen an, sondern auf die Zeit, die Sie durchhalten können.

Kräftigung der Außenrotatoren (Bild 11 und 12)

► Nehmen Sie zwei Hanteln oder zwei gefüllte Wasserflaschen in die Hände und stellen Sie sich aufrecht in leichter Grätschstellung hin. Beugen Sie die Arme vor dem Körper im rechten Winkel.

► Heben Sie die Arme mit den Gewichten bis auf Schulterhöhe und senken Sie wieder ab.

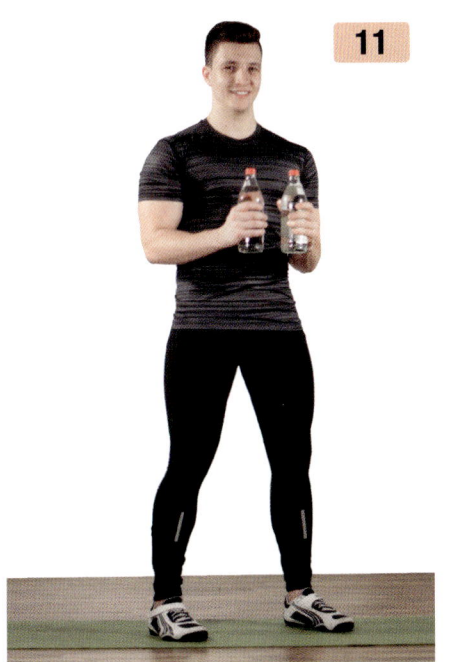 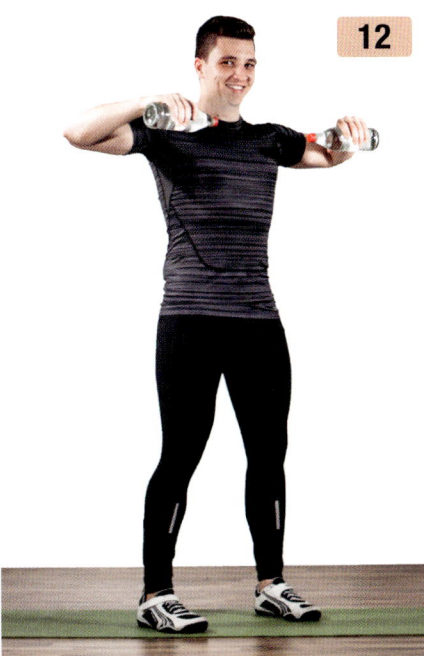

V-Stretch (Bild 13)

▶ Gehen Sie in die Liegestützposition.

▶ Spannen Sie den gesamten Körper an und drücken Sie bei geradem Rücken und durchgedrückten Beinen Ihr Gesäß nach oben, so dass ein umgekehrtes V entsteht. Drücken Sie die Fersen in Richtung Boden. Führen Sie das V im Wechsel mit der Liegestützhaltung aus.

13

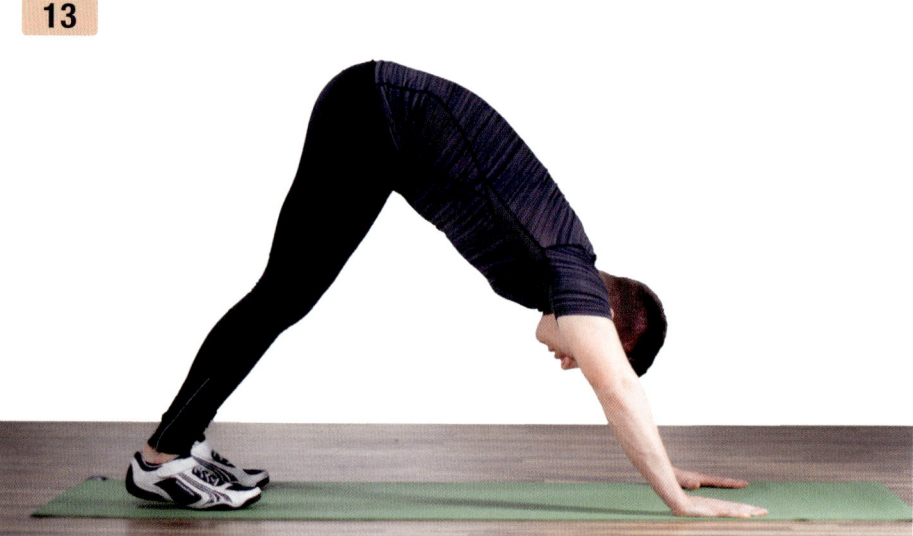

4. Rücken

Bankstellung (Bild 14 und 15)

► Sie stehen im Vierfüßlerstand. Strecken Sie den linken Arm und das rechte Bein. Achten Sie darauf, dass Ihr Bauch angespannt und Ihr Rücken gerade ist. Vermeiden Sie ein Hohlkreuz.

► Führen Sie während des Einatmens Hand und Knie unter dem Körper zusammen, ohne dass Ihr Bein den Boden berührt. Beim Ausatmen beide wieder strecken.

► Üben Sie anschließend zur anderen Seite.

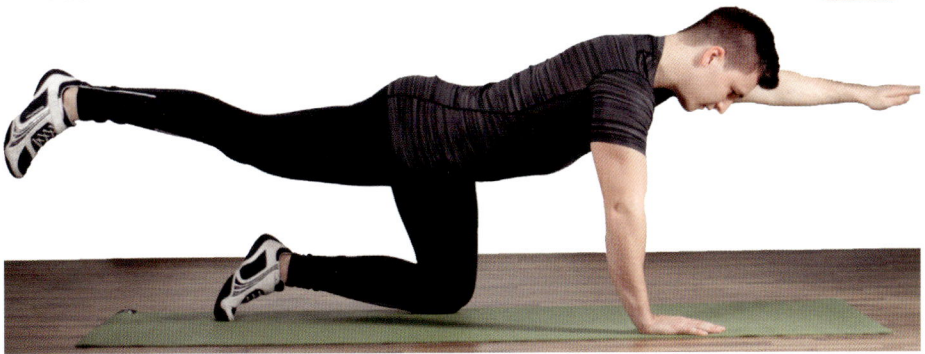

14

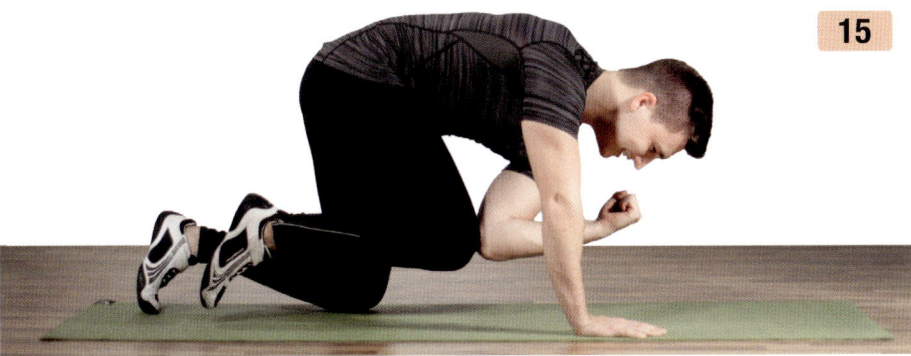

15

TIPP

Halten Sie den Kopf leicht gebeugt, also weder zu weit nach oben noch zu sehr im Hals abgeknickt.

Rückenspanner (Bild 16)

▶ Sie liegen bäuchlings auf dem Boden. Die Arme sind nach vorn, die Beine nach hinten ausgestreckt. Der Kopf befindet sich in Verlängerung der Wirbelsäule mit Blick nach unten. Spannen Sie Bauch, Gesäß und Beine an.

▶ Heben und senken Sie 15- bzw. 18-mal gleichzeitig den linken Arm und das rechte Bein.

▶ Heben und senken Sie anschließend ebenso oft den rechten Arm und das linke Bein.

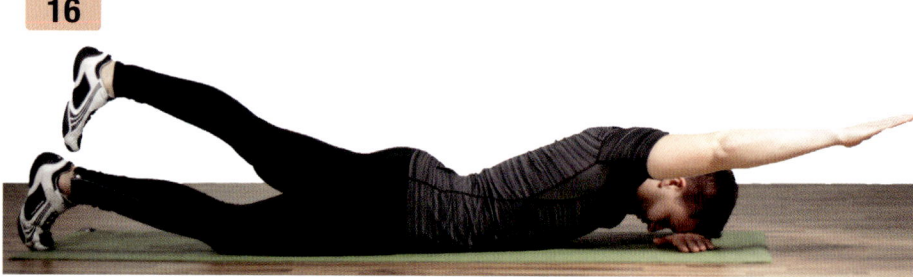

U-Halte (Bild 17)

▶ Sie liegen bäuchlings auf dem Boden. Die Zehen sind während der gesamten Übung aufgestellt, Bauch und Gesäßmuskulatur angespannt. Formen Sie mit den Armen ein „U" und lösen Sie Ihren Oberkörper vom Boden.

▶ Heben und senken Sie nun langsam den Oberkörper.

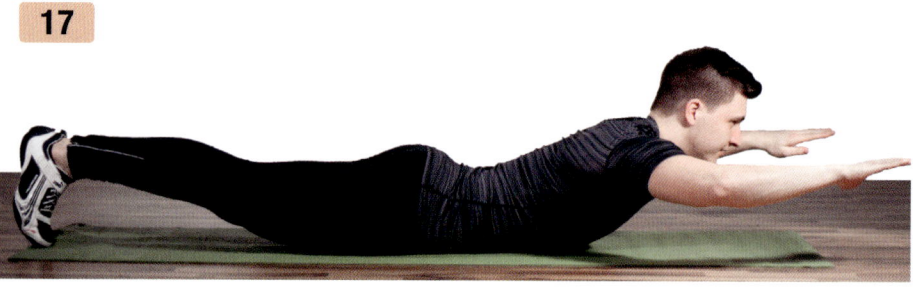

Variante: Strecken Sie die Arme gerade nach vorn und üben Sie dann auf die gleiche Weise wie in der U-Halte.

5. Bauch

Crunch (Bild 18)
- ► Sie liegen rücklings auf dem Boden, die Arme nach hinten ausgestreckt. Blick gerade nach oben. Heben Sie den Oberkörper so weit an, dass die Schultern sich vom Boden lösen.
- ► Heben Sie nun den Oberkörper beim Ausatmen langsam noch ein Stückchen an. Beim Einatmen wieder absenken.

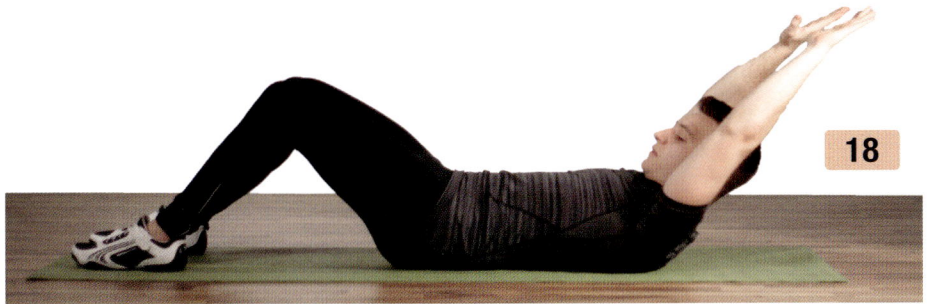

Käfer (Bild 19)
- ► In Rückenlage pressen Sie den unteren Rücken fest in den Boden. Ziehen Sie das linke Knie in Richtung Brust und heben Sie den Oberkörper so an, dass der rechte Ellbogen das linke Knie berührt. Die rechte Hand ist am rechten Ohr, der Kopf in Verlängerung der Wirbelsäule.
- ► Gehen Sie aus der Spannung mit dem Oberkörper zurück Richtung Boden, das Bein wird lang, die Hand bleibt am Ohr.
- ► Kommen Sie erneut nach oben, das Knie zum Ellbogen.
- ► Üben Sie zuerst in die eine Richtung, anschließend zur anderen Seite.

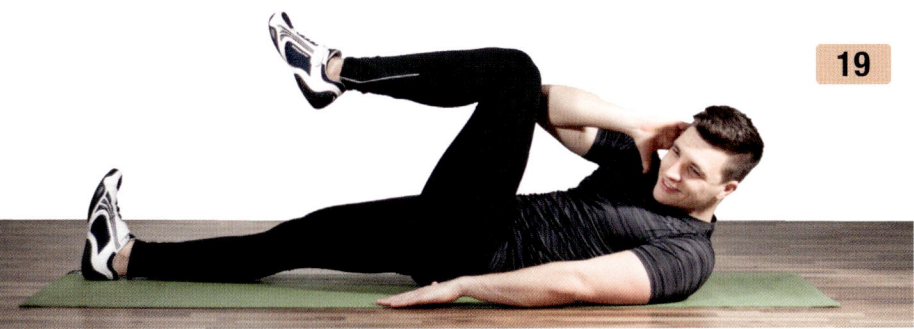

Beckenheben (Bild 20)

► Legen Sie sich auf den Rücken und strecken Sie die Beine gerade nach oben. Die Arme liegen lang neben dem Körper mit den Handflächen nach unten.

► Heben Sie das Becken ein Stück vom Boden ab, indem Sie Ihre Bauchmuskulatur fest anspannen. Die Arme stützen Sie dabei.

► Heben Sie auf diese Weise das Becken bis zu 15- beziehungsweise 18-mal.

20

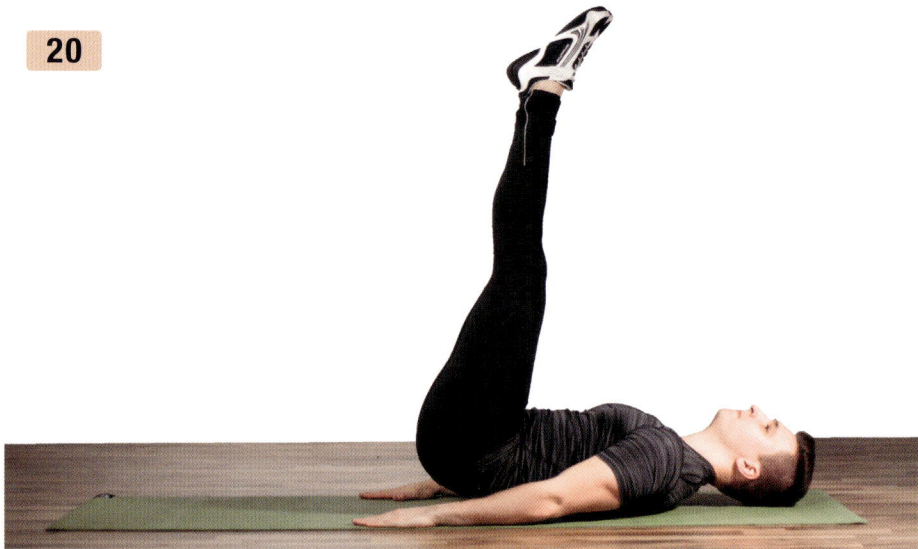

6. Rumpf

Bridging (Bild 21)

▶ Sie liegen rücklings auf dem Boden. Stellen Sie die Beine auf und heben Sie das Becken so hoch wie möglich. Knie, Hüfte und Schultern sollten nahezu in einer Linie stehen. Spannen Sie das Gesäß und den Bauch fest an.

▶ Senken Sie das Becken mit dem Ausatmen langsam und heben Sie es mit dem Einatmen wieder an.

21

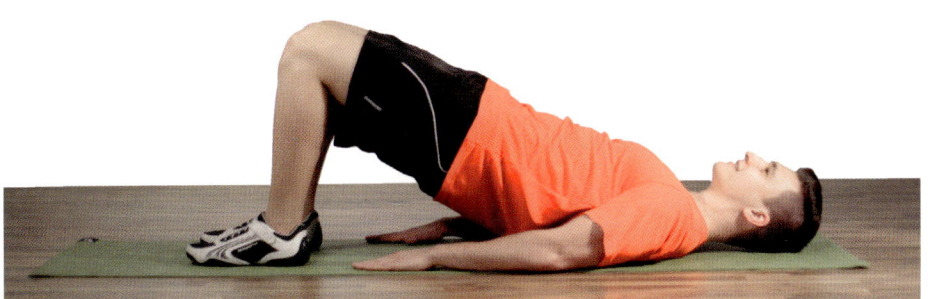

Variante: Strecken Sie ein Bein in Verlängerung des Rumpfs aus und heben und senken Sie weiter den Rumpf. Strecken Sie anschließend das andere Bein.

Seitstütz (Bild 22 und 23)

▶ Kommen Sie seitlich sitzend auf die Matte. Stützen Sie sich auf einen Unterarm. Die Beine sind angewinkelt.

▶ Heben Sie das Becken an und strecken Sie das obere Bein aus. Halten Sie die Position 10 bis 15 Sekunden.

▶ Heben und senken Sie nun langsam das obere Bein – 15 beziehungsweise 18-mal.

▶ Üben Sie anschließend zur anderen Seite.

22

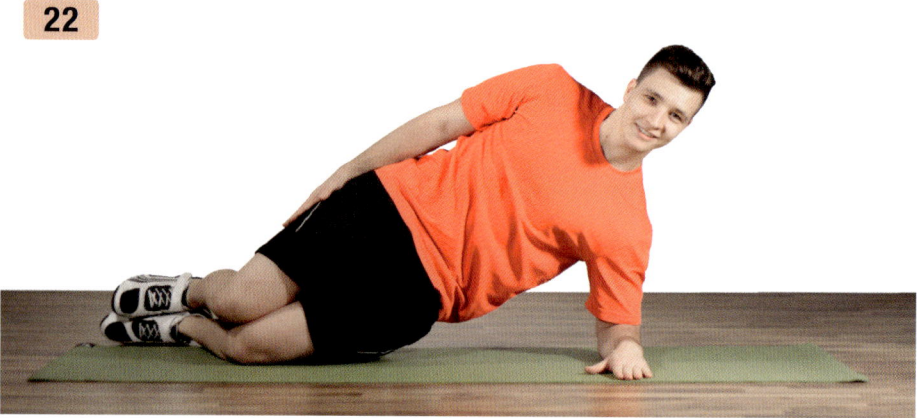

23

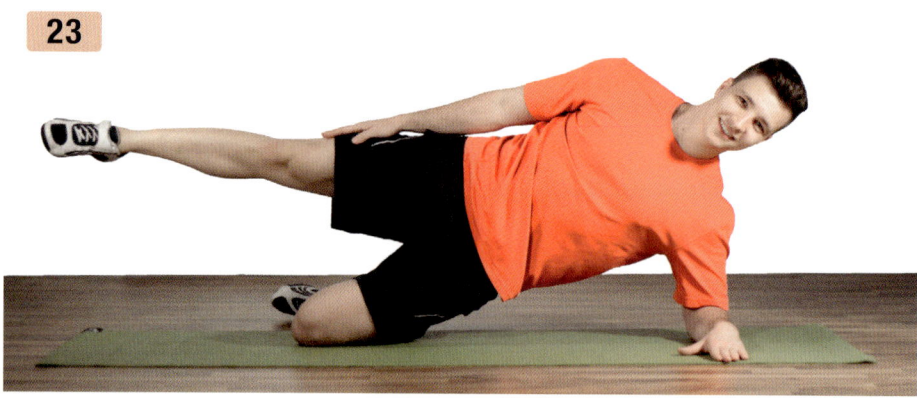

Unterarmstütz (Bild 24)

▶ Stützen Sie sich am Boden auf Ihre Unterarme und die Zehenspitzen und Sie dabei Ihren gesamten Körper vom Boden ab. Der Blick ist gerade nach unten gerichtet. Ihr Körper ist angespannt und bildet eine gerade Linie.

▶ Halten Sie die Position 10 bis 15 Sekunden lang, dabei gleichmäßig ein- und ausatmen.

▶ Anschließend schieben Sie den gesamten Körper leicht vor und zurück.

24

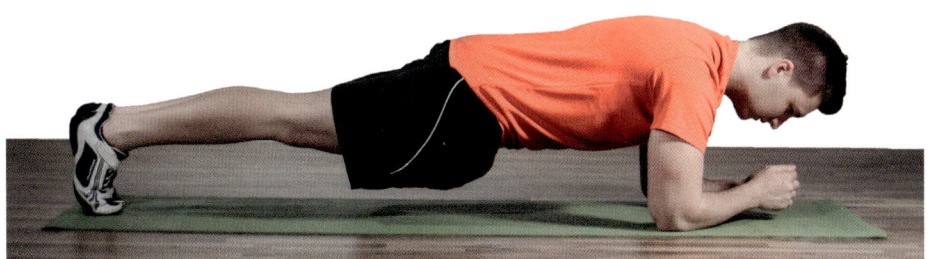

Kräftiger Seitstütz (Bild 25 und 26)

▶ Kommen Sie seitlich sitzend auf die Matte und stützen Sie sich auf den Unterarm und den Fuß. Heben Sie nun das Becken an, sodass Ihr Körper eine diagonale Linie bildet. Atmen Sie für 10 bis 15 Sekunden gleichmäßig in dieser Position.

▶ Nun heben Sie das obere Bein und den oberen Arm und senken beide anschließend wieder. Wenn Sie es schaffen, heben und senken Sie Arm und Bein auf diese Weise bis zu 15- beziehungsweise 18-mal für den ersten Übungssatz.

▶ Üben Sie zur anderen Seite.

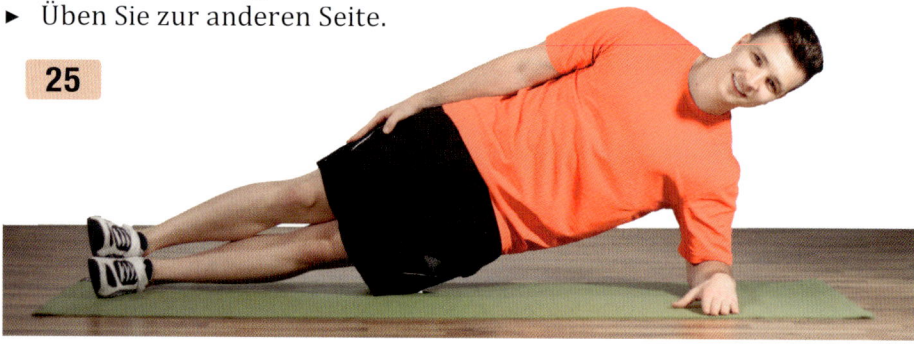

25

Variante: Heben Sie wie in der Übung beschrieben das obere Bein und den oberen Arm. Führen Sie nun Ellbogen und Knie über der Körpermitte zusammen und wieder auseinander.

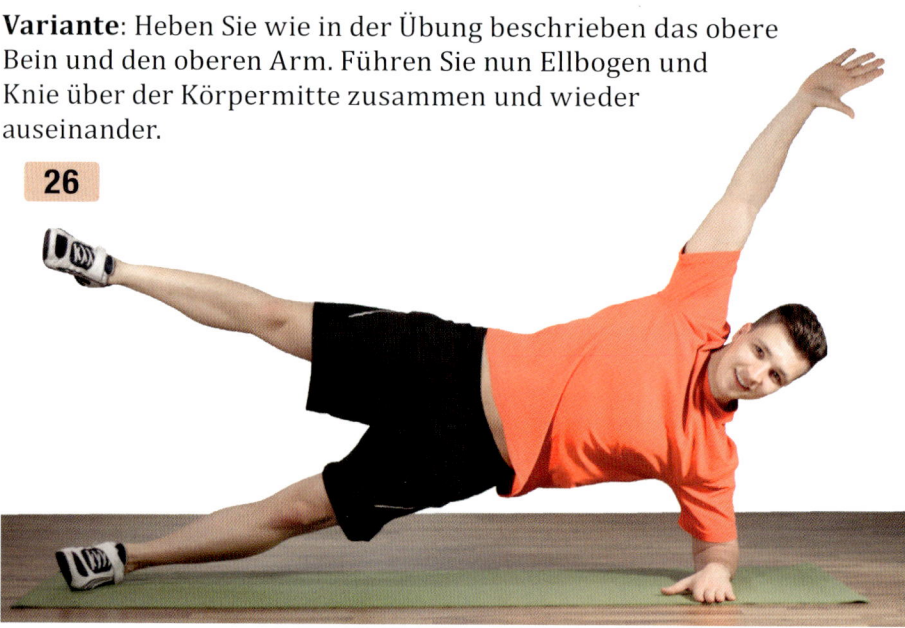

26

7. Dehnübungen

Dehnen der Beinrückseite (Bild 27)
► Sie stehen aufrecht in Schrittstellung. Achten Sie darauf, dass beide Füße gerade nach vorne zeigen.
► Beugen Sie nun das vordere Bein im Kniegelenk, lassen Sie das hintere Bein gestreckt. Das Becken ist leicht vorgekippt.
► 15 bis 20 Sekunden halten, dann Seite wechseln.

Dehnen der Oberschenkelvorderseite (Bild 28)
► Sie stehen aufrecht, das Becken leicht vorgekippt. Winkeln Sie ein Bein an und umschließen Sie den Fuß mit einer Hand. Ziehen Sie diesen Fuß Richtung Gesäß.
► 15 bis 20 Sekunden halten, dann Seite wechseln.

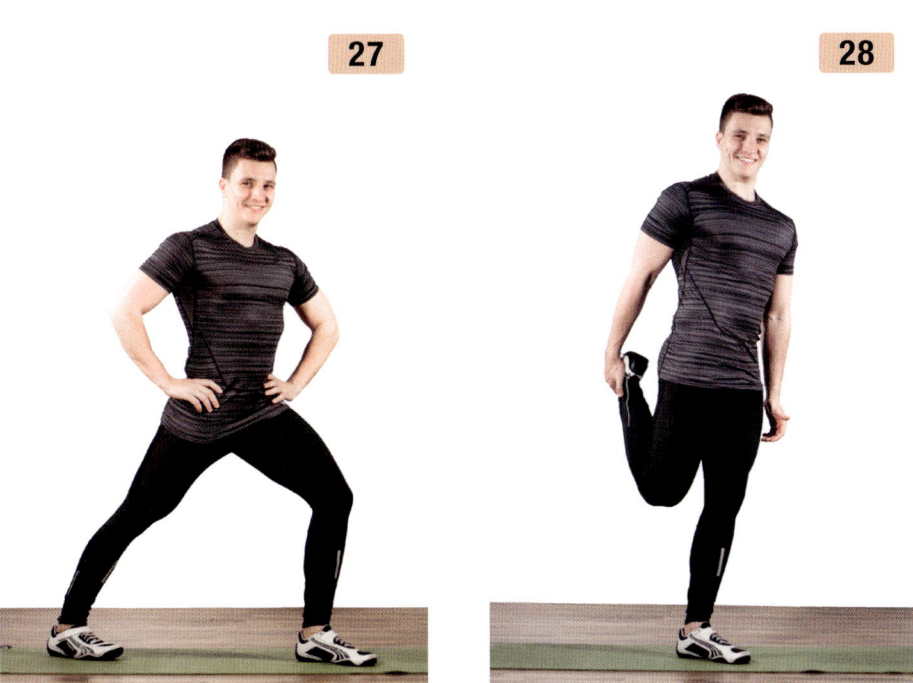

Dehnen der Wade (Bild 29)

► Sie stehen aufrecht und strecken ein Bein vor. Das Standbein ist im Knie leicht gebeugt. Lehnen Sie den Oberkörper nach vorn und stützen Sie sich mit den Händen auf dem Knie ab.

► Ziehen Sie die Fußspitze des vorderen Beins kraftvoll nach oben, bis Sie die Dehnung in der Wade deutlich spüren.

► 15 bis 20 Sekunden halten, dann Seite wechseln.

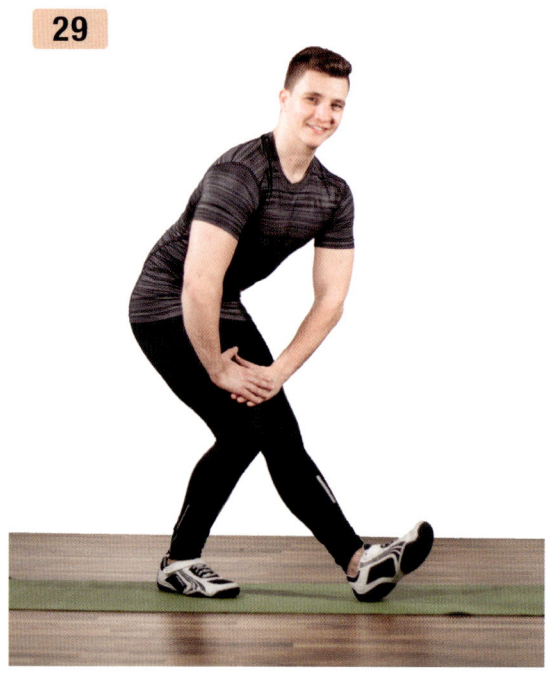

29

Dehnen der Gesäßmuskulatur (Bild 30)

► Sie liegen auf dem Boden und schlagen das linke gebeugte Bein über das aufgestellte rechte Bein.
► Ziehen Sie nun mit den Händen das rechte Bein langsam in Richtung Bauch.
► 15 bis 20 Sekunden halten, dann Seite wechseln.

30

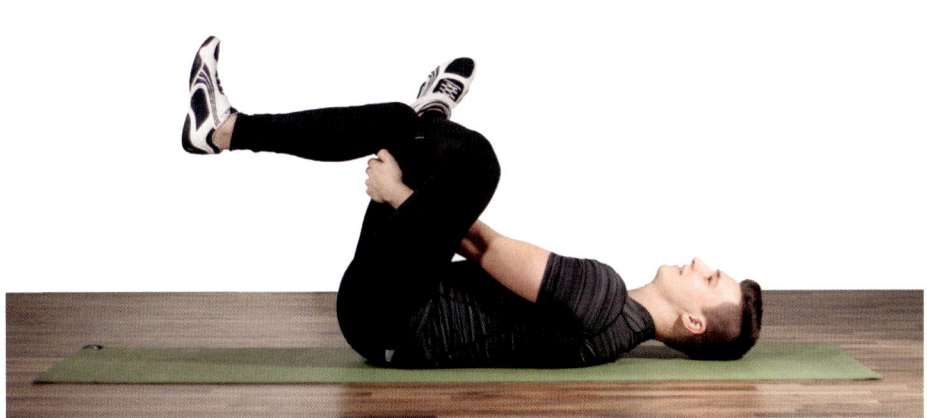

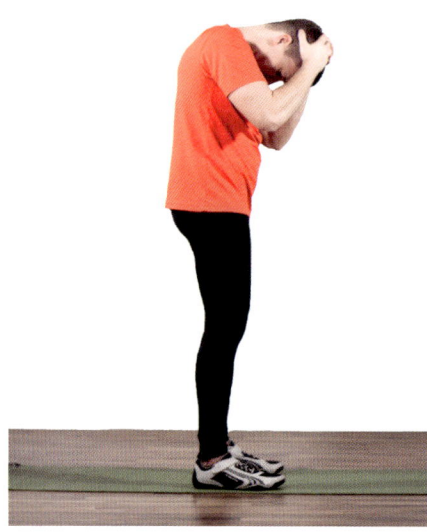

31

Dehnen des oberen Rückens (Bild 31)

► Sie stehen aufrecht. Legen Sie den Kopf in Richtung Brustbein ab und ziehen Sie ihn mit beiden Händen leicht in Richtung Bauch. Versuchen Sie, sich so weit wie möglich in Richtung Becken einzurollen.

► 15 bis 20 Sekunden halten, dann wieder aufrollen.

32

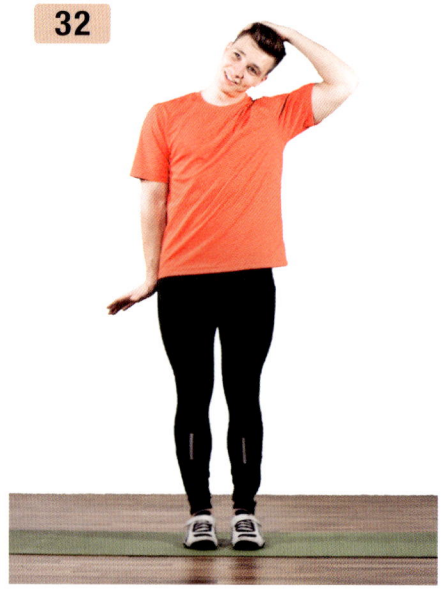

Dehnen des Nacken-/ Schulterbereichs (Bild 32)

► Sie stehen aufrecht und halten den Kopf gerade. Ziehen Sie die rechte Schulter nach unten und legen Sie den Kopf auf die linke Seite. Sie können diese Nackendehnung durch einen leichten Zug am Kopf mit der freien Hand unterstützen.

► 15 bis 20 Sekunden halten, dann Seite wechseln.

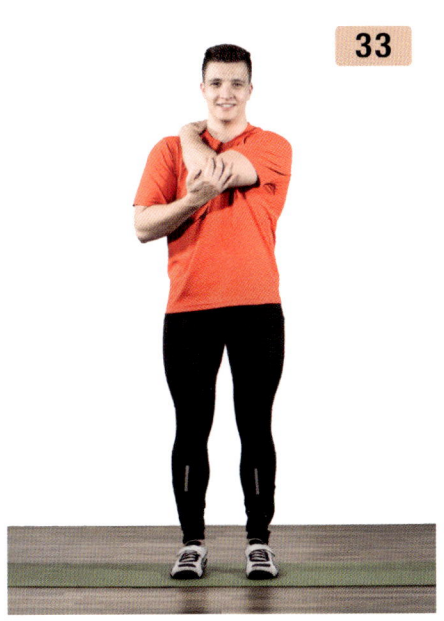

Dehnen der Armmuskulatur (Bild 33)

► Sie stehen aufrecht und legen den rechten Arm quer über den Brustbereich. Ziehen Sie nun leicht mit dem linken Arm den rechten in Richtung Brust. Die rechte Schulter strebt dabei tendenziell nach unten.

► 15 bis 20 Sekunden halten, dann Seite wechseln.

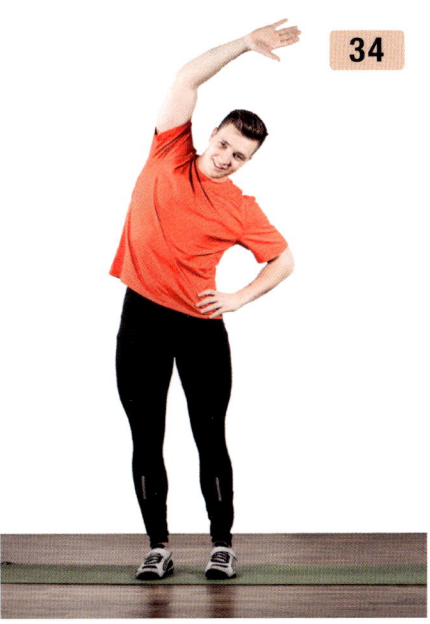

Dehnen der Rumpfseite (Bild 34)

► Sie stehen aufrecht. Heben Sie den linken Arm, die rechte Hand ist andere Hüfte abgestützt. Der Rumpf ist nach vorn ausgerichtet. Führen Sie den erhobenen Arm zur rechten Seite und beugen Sie den Rumpf so weit Sie können mit zur Seite.

► 15 bis 20 Sekunden halten, dann Seite wechseln – Sie beugen sich so weit wie möglich nach links.

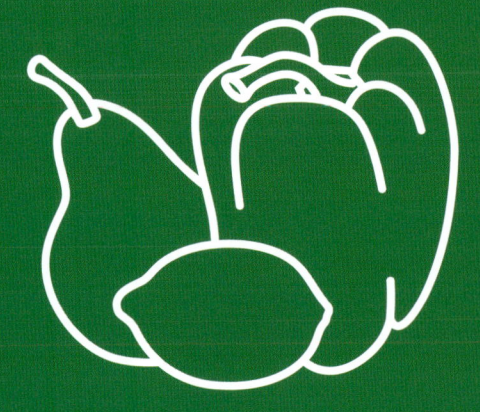

Essen

Sie

sich

schlank

Essen Sie sich schlank

Unser Sechs-Wochen-Programm besteht aus einer sanften Ernährungsumstellung, die leicht in jeden Tagesablauf zu integrieren ist. So können Sie ohne zu hungern wieder eine Figur erreichen, mit der Sie sich rundum wohl fühlen.

I. Das Bauch-weg-Programm

Jede Woche unseres Ernährungsprogramms ist einem bestimmten Ziel gewidmet. Auf diese Weise ersetzen Sie Woche für Woche ungesunde Lebensmittel ganz einfach durch gesunde, wohlschmeckende Alternativen. Dadurch wird Ihr Bauchumfang deutlich kleiner – ohne dass Sie sich kasteien müssen.

Keine Sorge, Sie müssen nicht sämtliche Lebensgewohnheiten von einem Tag auf den anderen umkrempeln und nur nach starren Vorgaben einkaufen und essen. Kochen Sie, worauf Sie Lust und wozu Sie Zeit haben. Wann immer es geht, verwenden Sie naturbelassene, frische Lebensmittel anstelle von Fertigprodukten. Genießen Sie Ihre Essenszeiten und lassen Sie sich nicht durch den Fernseher, das Radio, die Zeitung oder ein gutes Buch ablenken. Machen Sie aus jeder Mahlzeit ein persönliches Ritual, bei dem Sie sich durch nichts stören lassen – selbst wenn Sie einmal am Schreibtisch essen müssen.

1. Ernährungsziel für die erste Woche: mehr komplexe Kohlenhydrate

Um Mehl möglichst lange haltbar zu machen, werden die Außenschichten und der Keim des Getreidekorns entfernt – und mit ihnen alle ernährungsphysiologisch wertvollen Substanzen: Zwischen 50 und 90 Prozent der Vitamine und Mineralien lösen sich so in Staub auf. Weißmehl (Typ 405) besteht in erster Linie aus einfachen Kohlenhydraten und Eiweiß. Alle anderen Inhaltsstoffe, die Getreide für uns so wertvoll machen, sind extrem reduziert: Vitamine (vor allem der B-Gruppe und Vitamin E), Mineralstoffe (wie Eisen, Kalium und Magnesium), Ballaststoffe und pflanzliches Fett. Das Gleiche gilt übrigens für geschälten weißen Reis, der auch hauptsächlich „leere" Kalorien enthält.

Die erste Regel lautet daher: Ab heute kommen keine Weißmehlprodukte mehr auf den Teller. Halten Sie sich das ganze Programm über daran, am besten auch noch darüber hinaus. Denn im Gegensatz zu seiner industrialisierten Verwandtschaft macht gehaltvolleres Vollkornmehl lange satt und regt noch dazu den Stoffwechsel an.

Doch Vorsicht: Nicht jedes Brot, das kein Weißbrot ist, ist aus Vollkorn. Es gibt Backmittel, die entsprechend dunkler gefärbt sind. Auch ausgestreute Sonnenblumen- und Kürbiskerne machen aus einem Brot noch keine Vollkornware. Schließlich gehören die Kerne zu den Ölsaaten und nicht zum Getreide. Aus Vollkorn ist ein Brot nur, wenn beim Backen das gesamte Korn mit Schale und Keimling verwendet wurde.

Die zehn DOs und DON'Ts der Kohlenhydrate
DOs („gute" Kohlenhydrate)
Obst , Gemüse
Kartoffeln
Hülsenfrüchte (getrocknete Erbsen und Bohnenkerne, Linsen)
grobes Vollkornbrot
Roggenbrot
Vollkornmehl
Getreide (Hirse, Amaranth, Grünkern, Haferflocken, Roggen)
Vollkornnudeln
Naturreis, Wildreis, Jasminreis, Basmatireis und der runde Arborio für Risotti
Trockenfrüchte (ungeschwefelt, ungezuckert)

DON'Ts („schlechte" Kohlenhydrate)
Weißbrot (Pittabrot, Baguette, Brezeln, Brötchen, Croissant, Weizenbrot, Waffeln)
Weißmehlnudeln
polierter Reis
Bulgur aus geschältem Weizen, Puffweizen
Cornflakes, Honigpops und andere Frühstückszerealien
Gnocchi
Kartoffelpüreepulver
Pommes frites
Kartoffelchips
Kuchen und Kekse, Feingebäck

Der Rhythmus macht's

Kohlenhydrate waren lange Zeit als Dickmacher verschrien. Heute weiß man, dass es ganz darauf ankommt, in welcher Qualität, in welcher Kombination und zu welchem Zeitpunkt die Energiebringer gegessen werden.

> ### Zwei- bis dreimal täglich
>
> Um abzunehmen, ist es wichtig, sich regelmäßige Essenszeiten anzugewöhnen. Essen Sie zwei- bis dreimal pro Tag. Ideal für Ihren Stoffwechsel sind Pausen von etwa sechs Stunden zwischen den Mahlzeiten und 14 Stunden nachts. Bei Essenspausen von über sieben Stunden wird Fett abgebaut und der Insulinspiegel normalisiert sich. Nachts kann der Körper so mit Hilfe des Wachstumshormons Somatotropin kräftig Fett verbrennen. Dieser Rhythmus wird übrigens auch beim Abnehmen im Schlaf berücksichtigt.

Frühstück: Gesunde Kohlenhydrate machen munter

Wer morgens Vollkorntoast, Haferflocken und andere Getreidesorten zu sich nimmt, lebt gesünder als Frühstücksmuffel. Dieses Ergebnis zieht sich durch fast alle Ernährungsstudien. Zudem zeigen Frühstücksanhänger oftmals bessere Leistungen. Dies liegt einfach daran, dass der Körper schon zu Tagesbeginn lebenswichtige Vitamine und Mineralstoffe und Ballaststoffe erhält. Schließlich ist ein gesundes Frühstück ein hervorragender Nährstofflieferant – vorausgesetzt Sie greifen nicht zu industriell gefertigten, viel zu süßen Frühstückszerealien, Marmeladen- und Honigbrötchen oder Fertigsnacks.

In der Nacht werden die Energievorräte zum großen Teil aufgebraucht. Ein Frühstück füllt sie wieder auf, sorgt für neue Energie und verhindert, dass die Eiweißreserven in den Muskeln angegriffen werden. Zudem regt das Frühstück den Stoffwechsel an; der Körper schaltet nicht auf Energiesparen um. Denn das hätte zur Folge, dass alles, was Sie später am Tag essen, besonders gut verwertet und schneller in Fett umgewandelt würde. Und zu guter Letzt stürzen wir uns nicht voller Heißhunger auf das Mittagessen, wenn wir genug gefrühstückt haben.

> **TIPP**

Trinken Sie genügend zum Frühstück. Natürlich sind Kaffee oder Tee erlaubt. Trinken Sie aber darüber hinaus ab heute auch ein großes Glas Mineralwasser oder Apfelsaftschorle. Das stabilisiert den Blutdruck und macht munter. Und wer munter ist, bewegt sich schneller. Das wiederum hält schlank – eine weitere Erklärung dafür, warum Frühstücksfreunde seltener unter Übergewicht leiden.

Mittags: Kohlenhydrate + Eiweiß + gesunde Fette = perfekt

Wenn Sie gut und ballaststoffreich gefrühstückt haben und vormittags ausreichend trinken, können Sie sich ohne Bedenken ein üppiges Mittagessen gönnen. Ihr Stoffwechsel hat bis zum Abend noch genügend Zeit, um problemlos auch größere Portionen zu verdauen. Ideal ist jetzt eine Mahlzeit aus komplexen Kohlenhydraten, einem hohen Anteil an Eiweiß sowie etwas Fett. So wird der Stoffwechsel angeregt und Sie stellen Ihrem Körper für die nächsten Stunden wertvolle Energie zur Verfügung. Sie bleiben körperlich und mental leistungsfähig und fit.

Immer zu empfehlen ist Reis oder Pasta mit oder ohne Fleisch und Fisch, dazu ein großer Salat oder Gemüse. Wenn es einmal schnell gehen muss, ist ein belegtes Brötchen eine gute Alternative. Vergessen Sie jedoch nicht, dass Brot sehr energiedicht ist, also relativ viele Kalorien pro Gramm liefert. Gemüse und Obst dagegen sind weniger energiedicht, weil viel Wasser in ihnen steckt. Je mehr Wasser ein Lebensmittel enthält, desto mehr dehnt sich der Magen und desto nachhaltiger ist das Sättigungsgefühl, das es verursacht. Schneiden Sie Ihr Vollkornbrot also dünn (etwa 5 mm) und belegen Sie es neben fettarmem Käse oder Aufschnitt mit reichlich Tomate, Gurke oder anderer Rohkost.

Abends: keine Kohlenhydrate, viel Eiweiß

Im Gegensatz zu den früheren Tagesstunden kann unser Körper Kohlenhydrate am Abend nicht mehr ausreichend verwerten; der Organismus schaltet jetzt auf Sparflamme. Pulsfrequenz und Blutdruck sinken, es werden weniger Verdauungssekrete produziert, die Leberleistung und das Wärmebedürfnis dagegen sind erhöht. Je eiweißhaltiger Ihr Abendessen ausfällt, desto besser kann Ihr Stoffwechsel nachts Fett abbauen. Und das bedeutet, dass Sie ganz nebenbei überschüssige „Reserven" verarbeiten.

Planen Sie zum Abendessen eine leichte, warme Mahlzeit mit viel Gemüse, etwas magerem, gedünstetem Fleisch, Fisch oder Tofu und lediglich einer kleinen Portion Kohlenhydrate (Naturreis oder Vollkornpasta) ein. Wenn Sie Ihr Bauchfett möglichst schnell reduzieren wollen, lassen Sie die Kohlenhydrate ganz weg.

Und was esse ich außer Haus?

Wenn Sie regelmäßig in der Kantine oder im Restaurant essen, achten Sie bei der Auswahl Ihrer Gerichte immer auf die Kombination von gesunden Ballaststoffen, Eiweiß aus Hülsenfrüchten, Fisch oder magerem Fleisch und wenig Fett. Greifen Sie zu Fisch oder Geflügel (ohne Haut) mit viel Gemüse oder Salat, Gemüse- und Fischsuppen. Frittiertes, Gebratenes und Sahnesoßen lassen Sie am besten links liegen. Auch Gerichte der gesunden Mittelmeerküche, die mit wenig Fett zubereitet werden, sind zu empfehlen. Ebenso bietet die gehobene asiatische Küche eine Vielfalt an fettarmen Gerichten. Vorsicht bei günstigeren Asiaten: Hier wird leider häufig das appetitfördernde Natriumglutamat verwendet.

Auch für unterwegs gibt es heutzutage viele gesunde Verpflegungsmöglichkeiten, so dass niemand mehr zu Schokoriegeln, Pizzastücken oder süßem Gebäck greifen muss. In fast jedem Supermarkt finden Sie an der Kühltheke flüssige Obstmahlzeiten (Smoothies) oder „Chilled food", also verzehrfertige Salate und Früchte. Auch an vielen Bahnhöfen erhalten Sie Obst oder frisch gepresste Säfte gegen den kleinen Hunger zwischendurch. Als Notreserve sollten Sie dennoch immer ein paar Scheiben abgepacktes Vollkornbrot, ein Tütchen Studentenfutter und eine Flasche stilles Wasser dabei haben, um die Zeit bis zur nächsten vernünftigen Mahlzeit überbrücken zu können.

2. Ernährungsziel für die zweite Woche: Fett verbrennen ohne Bier, Wein & Co.

Hätten Sie gedacht, dass schon in einer kleinen Flasche Bier bis 200 Kilokalorien stecken? Die schlagen natürlich ganz schön zu Buche. Alkohol ist für unseren Körper zudem ebenso wie Zucker eine schnell zu verbrennende Energieform. Das bedeutet, dass die Kalorien schnell verarbeitet werden, der Blutzucker dabei aber auch im Nu ansteigt. Das wiederum lockt das Insulin, die Fettverbrennung kommt zum Erliegen. Unterstützt wird dieser Prozess noch durch den ebenfalls im Blut verbleibenden Alkohol. Solange der Organismus damit beschäftig ist, diesen abzubauen, bleibt das Körperfett in seinen Depots gefangen – so lange, bis wir wieder ganz nüchtern sind. Und das kann länger dauern: Im Durchschnitt baut ein Erwachsener pro Stunde nur 0,1 Promille Alkohol ab.

Weil der Blutzuckerspiegel nach kurzer Zeit wieder absackt, stellen sich noch während des Trinkens oder kurz danach plötzlich Gelüste auf Essen ein. Und weil Alkohol enthemmt, fällt der Griff zu Chips, Erdnüssen und Co. nicht besonders schwer. Vielleicht trinken Sie dazu ja gleich noch ein Gläschen? Das treibt zum einen die Kalorienschraube weiter nach oben. Zum anderen wird das Fett aus den Knabbereien von dem erhöhten Insulin auf direktem Weg in die Bauchfettzellen geschleust. Und dort bleibt es erst einmal.

Wenn Sie wirklich abnehmen wollen, sollten Sie Ihre abendlichen Trinkgewohnheiten also drastisch einschränken und gleichzeitig die Zufuhr von kalorienarmen, alkoholfreien Getränken wie Mineralwasser, Kräutertee, grünem Tee oder Apfelschorle erhöhen. Dadurch reduzieren Sie in Kürze Ihren Bauchumfang.

Entspannen auf gesunde Art

Ein genussvoller Umgang mit Alkohol kann ohne Zweifel viel zur Steigerung des Wohlbefindens beitragen. In der mediterranen Esskultur beispielsweise sind geselliges Miteinander und Lebensfreude nahezu untrennbar mit dem berühmten Glas Rotwein verbunden. Zur Genussfähigkeit gehört immer auch ein Innehalten im Alltag. Wird Alkohol dazu benutzt, psychische und körperliche Spannungen zu reduzieren, angestaute Aggressionen besser abzubauen oder das unerfüllte Bedürfnis nach Nähe und Geborgenheit auszugleichen, kann man sich schnell an den künstlichen Stimmungsmacher gewöhnen. Nutzen Sie deshalb das Sechs-Wochen-Programm auch dazu, die eigenen Trinkgewohnheiten zu überprüfen, Ihren Körper zu entlasten und vielleicht die eine oder andere Alternative kennenzulernen, auf gesundheitlich ungefährliche Art zu entspannen.

- Bauen Sie zunächst einmal Ihre Alkoholvorräte ab. Verschenken Sie die Flaschen oder verstauen Sie alles so, dass Sie in den nächsten

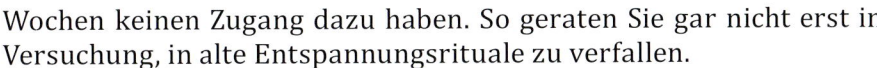

Wochen keinen Zugang dazu haben. So geraten Sie gar nicht erst in Versuchung, in alte Entspannungsrituale zu verfallen.

- Achten Sie darauf, dass Sie im Alltag auch zwischendurch zur Ruhe kommen können: Gehen Sie in der Mittagspause spazieren, lesen Sie ein Buch oder ziehen Sie sich zu einem kurzen Mittagsschläfchen zurück. Wenn es Ihnen gelingt, den tagsüber entstandenen Druck zu senken, fällt es abends leichter, auch ohne Genussmittel zu entspannen.

- Entwickeln Sie ein abendliches Ritual, das Ihnen hilft, die Sorgen und Anspannungen des Tages hinter sich zu lassen. Sehr gut gelingt dies mit einer großen Tasse Tee – etwa mit unserem exklusiv für „Schlank über Nacht"-Leser kreierten schlaffördernden „ruhigen Abendtee" nach Apotheker Hölzle (Seite 97).

- Lassen Sie den Tag entspannt ausklingen und sorgen Sie dafür, dass Sie abends Ihre Ruhe haben. Stellen Sie den Anrufbeantworter an und beschäftigen Sie sich mit Entspannungstechniken, zum Beispiel Progressive Muskelentspannung nach Jacobson oder autogenes Training oder Yoga. Statt den Fernseher einzuschalten, zünden Sie eine Kerze an, hören Ihre Lieblingsmusik oder lesen. Auch ein warmes Bad mit ätherischen Aromaölen oder eine Fußmassage wirken wahre Wunder. Wichtig ist auch hier die Regelmäßigkeit; nur so schaltet das Gehirn um und nimmt die gewählte Methode als Gewohnheit ins persönliche Verhaltensrepertoire auf.

3. Ernährungsziel für die dritte Woche: mehr gesunde Fette

Mit Fett assoziieren die meisten erst einmal Negatives. Dabei benötigen wir diesen Nährstoff unbedingt, um überhaupt leben zu können. Schließlich gehört es zu den wichtigsten Funktionen der Nahrungsfette, den Körper mit lebenswichtiger Energie zu versorgen. Doch es kommt dabei auf die Qualität an. Und die können Sie selbst als Laie in der Regel leicht erkennen: Je flüssiger ein Fett ist, umso mehr gesunde ungesättigte Fettsäuren sind darin enthalten. Rapsöl beispielsweise besteht zu mehr als 50 Prozent aus mehrfach ungesättigten Fettsäuren. Das harte Kokosfett hat dagegen mit bis zu 90 Prozent einen sehr hohen Anteil an gesättigten Fettsäuren.

Fette haben oft keinen ausgeprägten eigenen Geruch und Geschmack. Sie sind jedoch ein sehr wichtiger Träger für Geschmacks- und Aromastoffe anderer Lebensmittel. Sie verstärken den Eigengeschmack von Speisen und steigern auf diese Weise den Genuss am Essen. Daran mag es auch liegen, dass wir von fetthaltigen Nahrungsmitteln häufig eine größere Menge verzehren als wir eigentlich wollten und sollten. Weil Fette die kalorienreichsten Nährstoffe sind, macht sich dieser Überschuss schnell am eigenen Körper bemerkbar.

Fett und Cholesterin

Zu viel Fett in der Nahrung macht nicht nur dick. Es erhöht, insbesondere wenn es in Form von gesättigten Fettsäuren aufgenommen wird, auch den Cholesterinspiegel. Vor allem das Herz- und Kreislauf-Krankheiten fördernde „schlechte" LDL-Cholesterin steigt an.

Cholesterin wird in der Leber gebildet. Es ist zum Beispiel nötig, um die Zellmembranen sowie die Hirn- und Nervengewebe aufzubauen. In der Regel kann der Körper genügend Cholesterin für seinen eigenen Bedarf bilden, eine zusätzliche Zufuhr aus der Nahrung ist deshalb nicht nötig. In der modernen westlichen Ernährung steckt allerdings in vielen Lebensmitteln aus tierischen Quellen reichlich Cholesterin. Dazu gehören beispielsweise Fleisch, Wurst, Eier (Eigelb), Vollmilch und Vollmilchprodukte. Zwar gilt aus medizinischer Sicht die Aufnahme von rund 300 mg Nahrungs-Cholesterin täglich als unbedenklich. Tatsächlich jedoch führen die Deutschen ihrem Körper mit der Nahrung weitaus mehr zu: Im Durchschnitt sind es jeden Tag 500 bis 750 mg. Mit gesundheitlichen Folgen. Das Risiko für Herz-Kreislauf-Krankheiten nimmt rapide zu.

Gutes und schlechtes Cholesterin

Cholesterin wird im Blut in großen fett- und proteinhaltigen Molekülen transportiert, den sogenannten Lipoproteinen. Lipoproteine, in denen mehr Fette als Proteine stecken, gehören zum LDL-Cholesterin (low density lipoprotein). Lipoproteine, die mehr Proteine als Fett enthalten, gehören zum HDL-Cholesterin (high density lipoprotein).

Hohe Werte an LDL-Cholesterin erhöhen das Risiko für Fettablagerungen in den Arterienwänden. Dadurch steigt das Risiko für das Herz und Herzkranzgefäße betreffende (koronare) Krankheiten. Daher wird LDL oft als „schlechtes" Cholesterin bezeichnet. Hohe Werte an HDL-Cholesterin schützen dagegen vor Herzkrankheiten, es wird deshalb oft das „gute" Cholesterin genannt.

Wegen der unterschiedlichen Auswirkung auf die Gesundheit betrachten Mediziner neben dem Gesamt-Cholesterinwert immer auch das Verhältnis von LDL- zu HDL-Cholesterin sowie die Triglyzeride. Letztere geben Aufschluss über die generell im Blut befindliche Menge an Fettsäuren – und sind somit ebenfalls ein wichtiger Anhaltspunkt für das individuelle Gesundheitsrisiko.

So viel Fett darf sein

Eine gesunde Ernährung sollte nach den Empfehlungen der Deutschen Gesellschaft für Ernährung (DGE) bei leichter bis mittelschwerer Arbeit einen Fettanteil von etwa 30 Prozent täglich enthalten (bezogen auf die gesamte Energiezufuhr). Junge erwachsene Männer sollten täglich nicht mehr als 70 Gramm, junge erwachsene Frauen sogar nur 60 Gramm Fett am Tag zu sich nehmen. Wenn man bedenkt, dass ein Döner 35 Gramm Fett enthält, erkennt man, wie schnell die Grenze überschritten ist.

Von dieser Woche an gilt es deshalb, den Fettanteil der Ernährung im Auge zu behalten. Lassen Sie dennoch nicht die Gesamtenergiezufuhr in Bezug auf den individuellen Energieverbrauch außer Acht. Denn auch wer sich fettarm ernäht, kann bei zu energiereicher Kost dem Körper Unmengen an Kalorien zuführen und damit die Rettungsringe am Bauch verstärken.

Nüsse und Samen

Nüsse und Samen enthalten neben ungesättigten Fettsäuren wertvolles pflanzliches Eiweiß. Sie sind ideal für Menschen, die sich überwiegend oder ganz vegetarisch ernähren. Im Salat oder über Gemüse gestreut, sättigen sie gut und lange. Weil sie viel Vitamin E enthalten – ein natürliches Antioxidans – sorgen Nüsse und Samen dafür, dass sich an den Wänden der Blutgefäße weniger Plaques ansammeln; das Risiko für Arteriosklerose sinkt. Die ebenfalls reich enthaltenen Vitamine der B-Gruppe sind günstig für die Energiegewinnung der Nervenzellen. Leider steckt in den knackigen „Wundermitteln" aber auch jede Menge Fett. Darauf sollten Sie bei Ihrer Gesamttagesbilanz achten.

Die zehn DOs und DON'Ts der Fette

DOs

Lein- , Raps- und Olivenöl

fettarme Milch und Milchprodukte

Nüsse

Samen und Kerne

fetter Seefisch (Dorsch, Flunder, Heilbutt, Hering, Makrele, Sprotte, Thunfisch)

mageres Rindfleisch und Wild

Sojaprodukte

Haferflocken

Avocados

Oliven

DON'Ts

fettes Fleisch

fette Wurstwaren

Butter, Sahne, fetthaltige Milch und Milchprodukte

Backwaren, Feingebäck

frittierte Lebensmittel

Fastfood

Süßigkeiten

Chips und andere Knabbereien

Sahnesoßen und -dressings

Milchspeiseeis

Die richtige Wahl

Setzen Sie ab heute ausschließlich auf gesunde Fette und ungesättigte Fettsäuren. Bedenken Sie dabei jedoch, dass auch diese dick machen können. Gehen Sie deshalb sparsam mit ihnen um.

- Verwenden Sie in der Küche hauptsächlich kaltgepresste Öle aus Ölsaaten, also Sesam, Kürbis- oder Sonnenblumenkernen bzw. aus Ölfrüchten, wie Oliven. Nehmen Sie zur genauen Dosierung immer einen Löffel, das spart Kalorien (1 EL = 10 g, 1 TL = 5 g).

- Das richtige Kochgeschirr ist das A und O beim Fettsparen. Beschichtete Pfannen müssen Sie, wenn überhaupt, nur dünn mit Öl auspinseln. Wenn Sie vorsichtig und ohne Spülmittel gereinigt werden, können Sie darin sogar ganz ohne Fett braten. Dünsten Sie Gemüse ohne Fett in etwas Brühe oder Salzwasser. Nach dem Garen können Sie es mit einigen Tropfen kaltgepresstem Öl abschmecken, um die Verwertbarkeit der Vitamine zu sichern.
- Salate müssen nicht in Fett ertrinken. Eine hervorragende Basis für das Dressing ist eine Zitronen-Kräuter-Marinade oder fettarmer Joghurt. Öl immer sparsam verwenden!
- Die wahren Übeltäter jedoch sind die versteckten Fette in vielen Fleisch- und Wurstwaren sowie in Käse und die Transfettsäuren in industriell hergestellten Lebensmitteln. Rund zwei Drittel der täglich aufgenommenen Fettmenge stammt nicht aus reinen Fetten und Ölen, sondern aus fettreichen Lebensmitteln. Werfen Sie deshalb beim Einkauf stets einen kritischen Blick auf die Verpackung. Dort ist genau aufgelistet, wie viel Gramm Fett in einer Portion enthalten sind. Auch die Zutatenliste gibt Aufschluss: Je weiter vorn Fett oder Öle genannt sind, desto mehr davon ist enthalten.

4. Ernährungsziel für die vierte Woche: versteckten Zucker meiden

Der Heißhunger auf Süßes untergräbt nicht selten die besten Absichten, sich kalorienärmer zu ernähren. Und das nicht etwa, weil es uns an Selbstdisziplin mangelt. Schließlich können wir die Lust auf süße Kalorien nur bedingt willentlich steuern. Sie wird vielmehr von ganz oben gelenkt: vom Gehirn. Warum unsere Schaltzentrale unter bestimmten Umständen eine ganze Menge Zucker braucht, erklärt die Theorie eines Forscherteams um Prof. Achim Peters von der Medizinischen Fakultät der Universität Lübeck aus dem Jahr 2005. Unser Gehirn ist demnach nicht nur selbstsüchtig („selfish brain") sondern auch gierig. Vor allem in puncto Zucker achtet das Gehirn genau darauf, dass es vor den anderen Organen, den Muskeln und dem Fettgewebe an der Reihe ist. Es greift dazu entweder auf Vorräte im Körper zurück oder fordert – sobald diese erschöpft sind – hemmungslos Nachschub.

Stress macht Lust auf Süßes

Tatsächlich ist Zucker für unser Gehirn lebenswichtig. Immerhin verbraucht es allein ein Fünftel des gesamten Zuckerangebots aus der Nahrung. Heißhunger auf Süßes entsteht allerdings insbesondere bei Dauerstress. Dabei kann das natürliche Gleichgewicht zwischen der Versorgung aus den körpereigenen Depots und sofortigem Zuckernachschub durch Essen schnell einmal entgleisen. Die Folge: Süß-Heißhunger, der umgehend mit Keksen, Schokolade, Gummibärchen etc. gestillt werden muss.

Die Beobachtungen der Lübecker Wissenschaftler decken sich mit Studien aus den USA. An der Universität von Kalifornien beobachtete ein Forscherteam, dass Ratten unter Stress ganz gezielt Zucker und Fett fraßen. „Comfort Food" nennen die Psychologen die „entspannenden" Energiebomben und folgern daraus, dass das Stresssystem unseres Körpers ganz im Dienst der Glukosebeschaffung für das Gehirn steht. Eine der ersten Maßnahmen, den Zuckerkonsum zu regulieren, ist deshalb, den Alltagsstress in den Griff zu bekommen – so das Forscherteam. Wer das schafft, für den erübrigt sich der Griff zum einen oder anderen Schokoriegel.

Schluss mit leeren Kalorien

Die andere Maßnahme ist, die „leeren" Kalorien in Form von weißem Zucker möglichst ganz zu streichen. So lautet auch das Ernährungsziel für diese Woche.

Die fragwürdige Besonderheit des Haushalts- oder Kristallzuckers besteht nämlich gerade darin, dass ihm lebenswichtige Inhaltsstoffe nahezu vollständig fehlen. Sowohl der weiße als auch der mit Melasse gefärbte sogenannte braune Zucker enthält weder Eiweiß noch Fett, Ballaststoffe, Vitamine oder Mineralstoffe. Trotzdem ist der Verbrauch von isoliertem Rüben- und Rohrzucker in Deutschland enorm: Der derzeitige Pro-Kopf-Verbrauch von Haushaltszucker in Deutschland liegt bei über 6 kg im Jahr. Und dabei ist noch gar nicht mitgerechnet, dass fast 80 Prozent des inländischen Zuckerabsatzes in Form von Verarbeitungserzeugnissen, wie Erfrischungsgetränken, Süß- oder Backwaren, verzehrt werden. Insgesamt beträgt der Pro-Kopf-Verbrauch etwa 35 kg Zucker pro Jahr. Das entspricht umgerechnet rund 137.200 Kilokalorien.

Gesunde Alternativen suchen

Auch wenn Sie ab heute auf Zucker achten, müssen Sie keineswegs auf den süßen Geschmack verzichten. Der Schlüssel zum Erfolg liegt wie beim Fett darin, gefährliche Klippen (versteckte Zucker) zu umschiffen und den Appetit auf Süßes mit komplexen Kohlenhydraten zu stillen, zum Beispiel mit süßem, reifem Obst, mit ungeschwefelten Trockenfrüchten oder mit einem Löffel Honig im Tee. Solange Sie auf ein mäßiges und stabiles Zuckerangebot in der Nahrung achten, sind Ihr Gehirn und Ihr Körper zu jedem Zeitpunkt optimal versorgt. Doch muss es der richtige sein, denn unsere Nervenzellen können zur Energiegewinnung nur Traubenzucker verwerten. Dass Gemüse und Obst dabei allen anderen Zuckerquellen vorzuziehen sind, liegt an ihrem Gehalt an wertvollen Mineralstoffen, Spurenelementen und Vitaminen. So wirken beispielsweise die darin enthaltenen Vitamine C, E und die Vitamin-A-Vorstufe Betakarotin als Radikalfänger, die bei Sauerstoffvorgängen im Gehirn entstehende freie Radikale unschädlich machen. Damit funktioniert das Gehirn optimal und der Süßhunger löst sich wie von selbst in Luft auf.

Fruchtzucker, geheimer Dickmacher

Viele Lebensmittel sind heute mit Fruchtzucker (Fruktose) gesüßt. „Natürliche Süße", das klingt zwar gesund und harmlos, ist aber nichts anderes als ein weiterer Dickmacher. Denn auch dieser Einfachzucker stört den Zuckerstoffwechsel, belastet die Leber und kann bei übermäßigem Genuss zu Übergewicht führen. Frisches Obst steckt, in dem ja auch Fruchtzucker steckt, kann dagegen bedenkenlos verzehrt werden. Schließlich enthalten Früchte auch reichlich sättigende Ballaststoffe, Vitamine und Spurenelemente. Ist der Fruchtzucker als Süßungsmittel allerdings anderen Lebensmitteln beigemischt, wie bei Joghurt, Gebäck, Ketchup oder Getränken, wird es heikel. Eine Untersuchung des Deutschen Instituts für Ernährungsforschung (DIfE) zeigte, dass Versuchstiere, denen Fruktoselösung gegeben wurde, mehr Körperfett zulegten und höhere Leberwerte aufwiesen. Das Problem: Fruktose aktiviert wie Insulin eine Reihe von Schlüsselenzymen der Fettsäuresynthese. Sie gelangt nach Verzehr nicht in die Zellen, sondern direkt in die Leber, wo sie auch ohne Insulin in Fettsäuren umgewandelt wird. Dazu kommt, dass sich kein Sättigungsgefühl einstellt; der Appetit auf Süßes bleibt bestehen.

Vorsicht vor verstecktem Zucker

Klar ist, dass Vollmilchschokolade, Gummibärchen oder Kuchen hauptsächlich aus Zucker bestehen. Die Lebensmittelindustrie setzt Zucker jedoch in vielen Produkten als günstigen Geschmacksträger ein. Und so kommt es, dass sogar in herzhaften Lebensmitteln reichlich davon stecken kann. Wenn Sie beim Einkaufen einige Dinge beachten, können Sie diese versteckten Zucker aber problemlos entlarven.

- Pommes frites aus der Tiefkühltruhe sowie paniertes Fleisch, Geflügel und Fisch enthalten reichlich Zucker. Er sorgt beim Backen oder Braten für eine leckere braune Kruste.
- Schauen Sie immer erst auf die Zutatenliste: Je weiter vorn der Zucker genannt wird, desto mehr davon ist enthalten. Vor allem bei Würzsoßen sollten Sie vorsichtig sein, da diese häufig mit Zucker versetzt sind. Ein Esslöffel Ketchup enthält zum Beispiel zwei ganze Stücke Würfelzucker. Auch Barbecue- und Cocktailsoßen sowie Senf werden gesüßt.
- Wahre Zuckerbomben können Früchte aus der Dose sein. Eine Konserve kann umgerechnet rund 30 Stücke Würfelzucker enthalten. Dadurch bleiben die Früchte nämlich länger haltbar. Vitamine, Mineralstoffe und sekundäre Pflanzenstoffe sind dagegen meist keine enthalten.
- Achten Sie bei der Zutatenliste auf Wörter mit den Endungen -sirup, -ose oder -dextrin. Dahinter versteckt sich nichts anderes als Zucker.
- Passen Sie auch bei Fruchtjoghurt auf. Viele Hersteller verarbeiten schon für einen gewöhnlichen 150-Gramm-Becher bis zu sechs Stücke Würfelzucker. Greifen Sie lieber zu Naturjoghurt und schneiden Sie frische Früchte hinein – das schmeckt genauso gut, ist aber viel gesünder.
- Selbst Produkte mit dem Hinweis „ohne Zucker" sind nicht unbedenklich. Meist bedeutet dieser Zusatz nur, dass bei der Herstellung auf die Zugabe von raffiniertem Haushaltszucker verzichtet wurde. Der Zucker liegt hier häufig in anderer Form als Glukosesirup, Saccharose, Laktose oder Maltose vor. Finger weg auch von Produkten mit künstlichen Süßstoffen. Sie haben den großen Nachteil, dass sie ziemlich appetitanregend wirken können. Der vermeintliche Kalorienvorteil wird dadurch schnell wieder wettgemacht.

- Wenn Sie Süßes genießen möchten, dann tun Sie es bewusst und nicht nebenbei. Suchen Sie sich (in Maßen!) alternative Süßmittel aus, wie Ahornsirup, Birnenkraut oder Agavendicksaft. Vergessen Sie aber nicht, dass es aus ernährungsphysiologischer Sicht wenig bedeutsam ist, ob Sie zum Süßen weißen Zucker oder alternative Süßmittel verwenden. In allen steckt Zucker, (fast) alle setzen den Insulinkreislauf im Körper in Gang. Aber zumindest enthalten die natürlichen Süßungsmittel noch wertvolle Zusatzstoffe wie Mineralstoffe, Spurenelemente, Vitamine oder Enzyme.

Die zehn DOs und DON'Ts beim Zucker

DOs
Dicksäfte (Apfel, Birne, Agave)
Carob
Ahornsirup
Zuckerrübensirup
Honig
dunkle Schokolade (mind. 70 % Kakao)
100%-iger Fruchtsaft
Obst
Gemüse
Vollkorngetreide

DON'Ts
Würzsoßen (Ketchup, süßer Senf etc.)
Cola, Limonade
Fruchtnektare, Fruchtsaftgetränke
Fruchtjoghurt
Süßigkeiten
Frühstückszerealien (gesüßt, aus Weißmehl)
Müsliriegel
Vollmilchschokolade
Backwaren, Feingebäck
Fastfood

---

5. Ernährungsziel für die fünfte Woche: mehr Obst und Gemüse

Die mediterrane Küche genießt ihren exzellenten Ruf nicht nur aufgrund ihrer kulinarischen Qualitäten, sondern auch wegen ihrer gesundheitlichen Vorzüge. Tomaten, Paprika, Zucchini, Auberginen und Co. sind nur einige der gesunden Zutaten für köstliche Gerichte in den verschiedensten Variationen. Sie liefern lebenswichtige Nährstoffe und Ballaststoffe, sind so gut wie fettfrei und haben bis auf wenige Ausnahmen kaum Kalorien. Das Gleiche gilt für frisches Obst, das im Süden häufig den Nachtisch ersetzt oder als kleine Zwischenmahlzeit dient.

Aus diesem Grund leisten sowohl Obst als auch Gemüse nicht nur einen entscheidenden Beitrag bei der Gewichtsreduktion. Sie spielen auch im Hinblick auf unsere Gesundheit, Leistungsfähigkeit und bei der Vorbeugung von Krankheiten eine wichtige Rolle. So gilt heute beispielsweise als gesichert, dass die Umstellung auf eine obst- und gemüsereiche Ernährung das Diabetes-Risiko ebenso deutlich mindern kann wie bestimmte Entzündungsmarker im Blut.

Können Obst und Gemüse Krankheiten verhindern?

Die EPIC-Studie (European Prospective Investigation into Cancer and Nutrition) ist eine Langzeitstudie mit über 500.000 anfangs gesunden Studienteilnehmern. Das ursprüngliche Ziel war es, den Zusammenhang zwischen Ernährung und Krebs zu beleuchten. Da dabei Körpermaße und Daten zur körperlichen Aktivität erhoben werden, beschäftigt sich die Studie auch intensiv mit dem Krankheitsbild des Diabetes mellitus. So zeigte die EPIC-Studie, dass Menschen, die viel Obst und Gemüse essen, ein Diabetes-Risiko um 70 Prozent reduziert. Darüber hinaus ist anzunehmen, dass sich durch die in Obst und Gemüse enthaltenen Vitamine unter bestimmten Bedingungen sogar das Krebsrisiko verringern lässt.

Gesundheitspakete aus der Natur

Frisches Obst und Gemüse ist reich an natürlichen Ballaststoffen und reguliert so eine gesunde Verdauung. Sie helfen nicht nur abzunehmen und/oder das Wunschgewicht zu halten, sondern liefern auch ein echtes Gesundheitspaket in Form von Vitaminen, Mineralstoffen und den sogenannten sekundären Pflanzeninhaltsstoffen. Insbesondere letztere – Substanzen, die die Pflanzen als Abwehrstoffe gegen Schädlinge und Krankheiten bilden – wirken antimikrobiell, cholesterinsenkend, entzündungshemmend und antioxidativ. Frisches Obst und Gemüse sind also rundherum gesundheitsfördernd.

Antioxidative Wirkstoffe
Übersteigt die Bildung aggressiver Sauerstoffmoleküle im Körper durch Umweltbelastung, ungünstige Ernährungsgewohnheiten, Rauchen, Stress, Medikamente oder UV-Strahlung ein gesundes Maß, bezeichnen Mediziner diesen Prozess als „oxidativen Stress". Die aggressiv wirkenden freien Radikale stören und zerstören dann wichtige Funktionen und Strukturen im Körper. Die sogenannten oxidativen Schäden sind unter anderem verantwortlich für koronare Herzkrankheiten, die Alzheimer-Krankheit und verschiedene Krebserkrankungen.

Es gibt in der Natur jedoch antioxidative Wirkstoffe, die der Produktion von freien Radikalen entgegenwirken und so das natürliche Gefüge im Gleichgewicht halten. Zu diesen Antioxidanzien zählen Vitamin A, C und E, bestimmte Enzyme und die sekundären Pflanzenstoffe, wie Carotinoide aus Paprika, Karotten, Spinat und Feldsalat, Sulfide aus Zwiebelgewächsen (vor allem im Knoblauch) oder Polyphenole aus Äpfeln, Kirschen, Zitrusfrüchten, Weintrauben, Brokkoli und Endiviensalat. Sie alle machen die aggressiven Sauerstoffverbindungen unschädlich.

Fünf am Tag
„5-mal täglich Obst und Gemüse" lautet die Empfehlung einer Kampagne der Deutschen Gesellschaft für Ernährung (DGE). Laut dieser sollten Sie dadurch den täglichen Obst- und Gemüseverzehr auf 300 bis 400 Gramm steigern. Die DGE empfiehlt im Speziellen sogar drei Portionen beziehungsweise 375 Gramm Gemüse – davon etwa die Hälfte als Rohkost – und zwei Portionen oder 250 bis 300 Gramm Obst – am besten frische Saisonware. Noch einfacher lässt sich die folgende Faustregel merken: Die Hälfte einer jeden Mahlzeit sollte aus Obst und Gemüse bestehen. Wenn auch Sie diese Regel ab heute beherzigen, stellen Sie eine entscheidende Weiche auf dem Weg zu Ihrem Wunsch-Bauchumfang.

Diättrend: Volumetrics

Aufgrund ihres hohen Wassergehalts von 75 bis 90 Prozent enthalten Obst und Gemüse kaum Kalorien, machen gut satt und sorgen für viel Geschmack auf dem Teller. Bei Volumetrics spielen sie deshalb eine große Rolle. Das Besondere an dieser Diät sind volumenreiche, also durchaus üppige Portionen von Lebensmitteln mit niedriger Energiedichte. Dazu wird reichlich getrunken, da einige Lebensmittel erst mit der Aufnahme von Wasser gut im Magen aufquellen. Das wiederum sorgt für ein ausreichendes Volumen und dem Gehirn wird signalisiert: Der Bauch ist gefüllt, jetzt bin ich satt und zufrieden!

Ohne Obst und Gemüse geht's nicht

Falls Sie bisher zu den Obst- und Gemüsemuffeln gehörten, haben Sie vielleicht einfach noch nicht die richtige Sorte gefunden. Das Schöne an Obst und Gemüse ist, dass das Angebot ungeheuer reichhaltig und vielfältig ist. Probieren Sie deshalb einfach die verschiedenen Sorten durch, bis Sie Ihre Favoriten entdeckt haben. Ideal ist eine Mischung nach dem sogenannten Ampelprinzip: Bei rotem, gelbem und grünem Obst und Gemüse weist jede Farbe auf einen anderen gesunden Inhaltsstoff hin. Wenn Sie einen Mix daraus verzehren, versorgen Sie Ihren Körper mit einer Vielzahl an wichtigen Nährstoffen.
Und so gelingt der Umstieg:

- Beginnen Sie schon beim Frühstück mit „fünf am Tag", indem Sie frisches Obst mit Joghurt oder im Müsli essen.
- Lagern Sie am Arbeitsplatz immer einige Äpfel, Bananen, Birnen oder Orangen als gesunde Zwischenmahlzeit. Auch gut: Paprika, Möhren oder Kohlrabi.
- Auch zuhause sollten Sie immer frisches Obst und Rohkost griffbereit haben.
- Ein Glas 100-prozentiger Frucht- oder Gemüsesaft schmeckt gut, liefert wertvolle Nährstoffe und kann so durchaus eine Portion Obst oder Gemüse am Tag ersetzen. Vorsicht: Als Durstlöscher ist Saft eindeutig zu kalorienreich. Verdünnen Sie ihn besser im Verhältnis 1:2 mit Leitungs- oder Mineralwasser (1 Teil Saft, 2 Teile Wasser).

- Essen Sie mittags einen großen Salatteller oder einen kleinen Salat und eine große Portion Gemüse.
- Garen Sie Gemüse schonend und dünsten Sie es mit wenig Fett und Salz. Frische Kräuter und Gewürze machen Gemüsegerichte schmackhaft und abwechslungsreich.
- Bieten Sie Gästen als Snack statt fettigen, salzigen Knabbereien klein geschnittenes Gemüse mit einem leichten Dip aus Kräuterquark, Knoblauchjoghurt oder körnigem Frischkäse an.

TIPP

So gesund Obst und Gemüse auch sind: Es gibt ein paar Sorten, bei denen Sie aufgrund ihres hohen Kaloriengehalts besser Maß halten sollten, zum Beispiel Avocado, Bananen und Trauben.

Einkaufsguide für Obst und Gemüse

- Öko ist am besten: Geben Sie Obst und Gemüse in Bioqualität den Vorzug. Nur im ökologischen Anbau wird auf den Einsatz von gesundheitsschädlichen Pestiziden verzichtet.
- Saisonal einkaufen: Günstig ist es auch, Obst und Gemüse während ihrer natürlichen Erntezeiten einzukaufen. So sind Geschmack und Aroma besser als nach monatelanger Lagerung – egal ob im Kühlhaus oder tiefgefroren. Und der Vitamingehalt ist auch höher. Zudem erhalten Sie weniger schadstoffbelastete Ware, die keine langen Transportwege zurücklegen musste. Denn werden Obst und Gemüse über weite Strecken transportiert, wird die Ware oft vor oder nach dem Transport chemisch behandelt. Auch bei Treibhausware weisen die Pflanzen oft deutlich höhere Nitratwerte auf als Freilandware.

TIPP

Bewahren Sie Gemüse nicht zu lange im Kühlschrank auf. Es bleibt dort zwar äußerlich frisch, verliert aber mit jedem Tag wichtige Vitamine und Mineralstoffe.

6. Ernährungsziel für die sechste Woche: weiter so in der Festigungswoche

Sie haben es in den letzten Wochen sicher am eigenen Leib erfahren: Mit dem Sechs-Wochen-Programm können Sie Ihren Körper umfassend neu gestalten. Zwar lässt sich an Körpergröße und Knochenbau nichts ändern, an der Körperform allerdings schon. Wie Sie aussehen möchten, entscheiden Sie allein dadurch, wie Sie sich in Zukunft ernähren. Schließlich sollten Sie ab dieser Woche in der Lage sein, alle Ernährungsziele, die Sie bisher angepeilt haben, umzusetzen.

Sie haben sich in den letzten Wochen von einer ganzen Menge ungünstiger Ernährungsgewohnheiten verabschiedet und diese durch gesunde Ess- und Trinkgewohnheiten ersetzt. Sie essen keine einfachen Kohlenhydrate mehr und trinken keinen beziehungsweise nur sehr wenig Alkohol. Dafür kommen regelmäßig Obst und Gemüse, gesunde Fette und Vollkornprodukte auf den Tisch. Damit verfügen Sie über eine reichhaltige Auswahl an wohlschmeckenden Nahrungsmitteln, die es Ihnen leicht machen sollten, auch weiter am Ball zu bleiben.

II. Dran bleiben ist alles

Gewohnheiten werden jedoch erst dann zur Selbstverständlichkeit, wenn wir Sie stetig wiederholen und so regelrecht einüben. Das betrifft das Essen und Trinken genauso wie das Sporttreiben und ausreichende Schlafen. Nur durch die Wiederholung lernt unser Gehirn um. Machen Sie sich deshalb immer wieder die entscheidenden Schritte auf dem Weg zu einer attraktiven Körpersilhouette und einem gesunden Leben bewusst:

- Setzen Sie sich realistische Ziele.
- Welche Vorteile haben Sie, wenn Sie Ihr Ziel erreichen?
- Was wollen Sie Ihrem Ziel zuliebe langfristig an Kraft investieren?
- Planen Sie jeden Tag genau ein, was Sie für sich tun wollen. Machen Sie sich bewusst, welche möglichen Hindernisse auftauchen können.
- Versuchen Sie Motivationskiller schon im Vorfeld auszubremsen: „Ich bleibe am Ball, auch wenn ich heute einmal nicht so gut gelaunt bin."
- Selbst wenn Sie ein Rückfall in alte Gewohnheiten heimsucht, ermutigen Sie sich weiterzumachen.
- Seien Sie stolz auf sich und das, was Sie bereits erreicht haben.

- Sprechen Sie mit Freunden und Kollegen über Ihr Fett-weg-Projekt. Unterstützung von außen ist wichtig.
- Wenn Sie an sich glauben, schaffen Sie alles.

TIPP

Belohnen Sie sich für jedes erreichte Wochenziel! Am besten natürlich mit Dingen, die mit Ihrem neuen Lebensstil zu tun haben. Gehen Sie aus zum Sushi-Essen oder einem exquisiten Vietnamesen. Gönnen Sie sich ein paar stylische Küchenutensilien, mit denen Sie Ihre neue leichte Küche praktizieren können, zum Beispiel einen gusseisernen Wok. Gehen Sie tanzen und zeigen sich in Ihrem „neuen" Körper. Das positive Gefühl, das sich bei den ersten Erfolgen einstellt, macht Ihren neuen Lifestyle irgendwann zum Selbstläufer. Denn dann ziehen Gefühl und Verstand an einem Strang. Und das ist die beste Versicherung gegen Rückfälle in ungesunde Gewohnheiten.

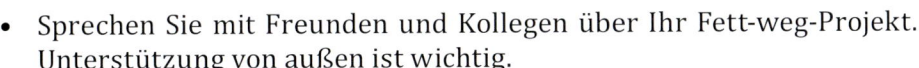

ESSEN SIE SICH SCHLANK

Literatur, Adressen und Links, die Ihnen weiterhelfen

Literatur

Boeckh-Behrens, Wend-Uwe: MaxxF. – Das Super-Krafttraining, Rowohlt Tb., Reinbek 2006

Brown, Simon G.: Feng Shui Praxis. Gesundheit und Wohlstand durch harmonische Raumgestaltung. Bassermann, München 2005

Delavier, Frederic: Der neue Muskel-Guide. Gezieltes Krafttraining – Anatomie. BLV-Buchverlag, München 2006

Dement, William C.; Vaughan, Christopher: Der Schlaf und unsere Gesundheit. Lübbe Verlag, Bergisch-Gladbach 2002

Despeghel, Michael: Wer besser schläft, ist länger wach. Knaur, München 2008

Despeghel, Michael: Ran an den Bauch – Das Ernährungsprogramm. Gräfe und Unzer, München 2008

Field, Michael: Schlafen für Aufgeweckte, Südwest, München 2012

Fischer, Jürgen; Mayer, Geert; Peter, Jörg; Riemann, Dieter; Sitter, Helmut: Nicht-erholsamer Schlaf. Leitlinie „S2" der Deutschen Gesellschaft für Schlafforschung und Schlafmedizin (DGSM). Somnologie 5 (Supplement 3), Darmstadt 2001

Haen, Eekehard; Zulley, Jürgen: Schluss mit Schnarchen. Roderer Verlag, Regensburg 2001

Korte, Antje; Marckhgott, Barbara: Pilates-Box, 40 Übungskarten. Begleitbuch mit Übungsprogrammen. Gräfer und Unzer, München 2005

Leibold, Gerhard: Schlafstörungen. Ursachen, Vorbeugung, ganzheitliche Therapie. Oesch Verlag, Zürich 2001

Müller, Tillmann; Paterok Beate: Schlaf erfolgreich trainieren: Ein Ratgeber zur Selbsthilfe, Hogrefe, Göttingen 2014

Nollau, Nadja: Feng Shui – Du bist, wie du wohnst. Knaur Verlag, München 2006

Pandi-Perumal, Seithikurippu Ratnas; Monti von Birkhäuser, Jaime M.: Clinical Pharmacology of Sleep. Birkhäuser, Basel 2005

Pape, Detlev; Schwarz, Rudolf; Gillessen Helmut: Satt – schlank – gesund. Deutscher Ärzte-Verlag, Köln 2002

Pape, Detlev; Schwarz, Rudolf; Trunz-Carlisi Elmar; Hessmann, Gabriele; Gillessen Helmut: Schlank im Schlaf. Der 4-Wochen-Power-Plan. Graefe und Unzer, München 2007

Peter, J.H.; Knab, B.; Mayer G.; Penzel, T.; Raschke, F.; Zulley J. (Hrsg.): Weißbuch Schlafmedizin. Roderer Verlag, Regensburg 1995

Rosenblatt, Paul C.: Two in a Bed – The Social System of Couple Bed Sharing. State University of New York Press, New York 2006

Schaarschuch, Alice: Der atmende Mensch. Lorber und Turm, Bietigheim-Bissingen 1995

Schramm, Elisabeth; Riemann, Dieter: ICSD – Internationale Klassifikation der Schlafstörungen, PVU-Beltz, Weinheim 1995

Steinberg, Reinhard; Weeß, Hans-Günter; Landweh, Ralf: Schlafmedizin – Grundlagen und Praxis. Uni-Med, Bremen 2000

Worm, Nicolai: Glücklich und schlank. Mit viel Eiweiß und dem richtigen Fett. Die LOGI-Methode in Theorie und Küche. Systemed, Lünen 2006

Zulley, Jürgen; Knab, Barbara: Die kleine Schlafschule, Wege zu gesundem Schlaf. Herder Spektrum, Freiburg 2002

Zulley, Jürgen; Knab, Barbara: Unsere innere Uhr.
Herder Spektrum, Freiburg 2003

Zulley, Jürgen; Knab, Barbara: Die kleine Schlafschule,
Herder Spektrum, Freiburg 2011

Adressen

AFAS e.V., Arbeitsgemeinschaft für angewandte Schlafmedizin e.V.
Uthmannstraße 8
5842 Witten
Telefon 02302/275880
www.afas-ev.de

AVIE Tiergarten Apotheke
Wessenbergstraße 28
78462 Konstanz
Telefon 07531/27051
www.hoelzle@apotheke.de

Deutsche Gesellschaft für Sportmedizin und Prävention
Hugstetter Straße 55
79106 Freiburg
Telefon 0761/2707456
www.dgsp.de

Despeghel & Partner, Gesundheitsconsulting
Seestraße 11
78464 Konstanz
Telefon 07531/4572856
www.despeghel-partner.de
www.medizinmaenner.com

Institut für Schlafdiagnostik und Therapie, Prof. Josef Wirth
Landrat-Beushausen-Straße 26
31061 Alfeld
Telefon 05181/12 03
www.schlaflabor-wirth.de

Hilfreiche Links

Schlaftherapeuten für die kognitive Verhaltenstherapie finden Sie unter
www.schlafgestoert.de

Hilfe bei Schlafapnoe finden Sie unter
www.vdk.de/fachverband-schlafapnoe
www.bsd-web.de

Informationen zum Restless-Legs-Syndrom erhalten Sie über
www.restless-legs.org

Informationen zum Thema Schichtarbeit und Schlafen erhalten Sie über
www.bkk.de/bkk/powerslave,id,329,nodeid,.html

Eine Liste der akkreditierten Schlaflabore in Deutschland
web.uni-marburg.de/sleep//lab/index.html

Informationen über Wege zum gesunden Schlaf erhalten Sie über
www.dasschlafmagazin.de

Informationen über individuelle Matratzenfertigung
www.kings-matratzen.de